DR. SYAL KUMAR

AYURVEDA

आयुर्वेद

STARK GEGEN ENTZÜNDUNGEN

GESUND WERDEN & BLEIBEN

समा

MIT 50 authentischen REZEPTEN

KNEIPP
VERLAG WIEN

Inhalt

Rezepte

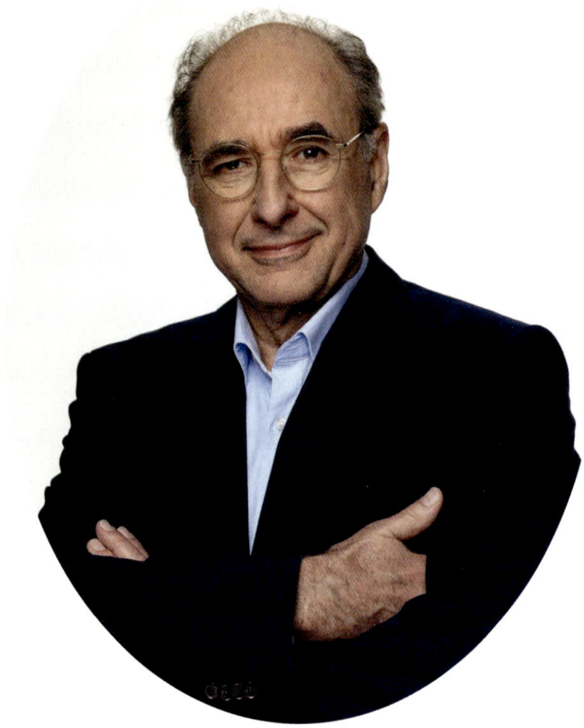

Vorwort

Die integrative Medizin lebt vom Brückenschlag – zwischen moderner Wissenschaft und bewährten traditionellen Heilverfahren. Ayurveda, die traditionelle indische Medizin, ist ein herausragendes Beispiel für ein solches Wissen, das über Jahrtausende gewachsen ist und doch heute aktueller denn je erscheint.

Während meiner Tätigkeit als Direktor der Klinik für Naturheilkunde und Integrative Medizin an den Kliniken Essen-Mitte durfte ich erleben, wie sehr sich der authentische Ayurveda als Ergänzung zur konventionellen Medizin bewähren kann. Besonders bei chronisch-entzündlichen Erkrankungen, die sich oft nur unzureichend mit Standardtherapien behandeln lassen, eröffnet Ayurveda neue Perspektiven: Er betrachtet den Menschen in seiner Ganzheit – Körper, Geist und Lebensweise – und setzt auf Prävention ebenso wie auf nachhaltige Heilung.

Dieses Buch möchte mit Mythen und Missverständnissen aufräumen, die sich im Westen um Ayurveda ranken, und stattdessen die ursprüngliche, fachlich fundierte Form dieser Heilkunst vorstellen. Es zeigt, wie traditionelle Prinzipien mit moderner Forschung verbunden werden können, und bietet Betroffenen wie Fachkollegen gleichermaßen fundierte Orientierung.

Ich bin Dr. Syal Kumar und seinem Team dankbar für ihr Engagement, dieses Wissen authentisch zu vermitteln und praktisch zugänglich zu machen. Möge dieses Buch dazu beitragen, Brücken zu bauen – zwischen medizinischen Systemen, Kulturen und Menschen.

Prof. Dr. med. Gustav Dobos
Universitätsklinikum Essen

Schön, dass Sie dieses Buch in der Hand halten

Ich heiße Syal Kumar und bin Ayurveda-Arzt mit Leib und Seele. Die ayurvedische Medizin wurde mir gewissermaßen in die Wiege gelegt. Meine im südlichen Indien gelegene Heimat Kerala ist auch die Heimat dieses uralten Medizinsystems. Fast all meine Vorfahren waren Ärzte und z. T. bis weit über die Landesgrenzen hinaus bekannt. Nachdem die Klinik meines Vaters direkt vor unserem Haus lag, wurde ich schon als kleiner Junge für kranke Menschen und ihre Probleme sensibilisiert. Bei uns zu Hause kamen regelmäßig medizinische Fragen auf den Tisch. Ich konnte mir gar nicht vorstellen, etwas anderes zu werden als Ayurveda-Arzt. Und so studierte ich schließlich an der ayurvedischen medizinischen Universität und erwarb den Facharzt für Innere Medizin in Ayurveda.

Wie die meisten indischen Ayurveda-Familien erwartete auch meine Familie, dass ich nach meinem Studium die Klinik meines Vaters übernehmen würde. Doch ich wollte einen anderen Weg einschlagen und die authentische ayurvedische Medizin in Europa einführen. Deutschland hat mich kulturell schon immer fasziniert. Und so kam es, wie es kommen musste: Ich übersiedelte nach Deutschland und etablierte schließlich die Traditionelle Indische Medizin an der Klinik für Naturheilkunde und Integrative Medizin, einem akademischen Lehrkrankenhaus der Universität Duisburg-Essen. Während meiner langjährigen Tätigkeit durfte ich sehen, wie viele Krankheiten auch hierzulande erfolgreich mit Ayurveda behandelt werden können.

Es sind vor allem die chronisch entzündlichen, neurodegenerativen sowie Autoimmunkrankheiten, die mit den Mitteln der Schulmedizin nicht effektiv behandelt werden können, mit der Traditionellen Indischen Medizin jedoch deutliche Besserung erfahren und sogar ganz ausheilen.

Dazu gehören so hartnäckige Leiden wie die rheumatoide Arthritis, Arthrose, chronische Rückenschmerzen, Hautkrankheiten wie Neurodermitis, Magen-Darm-Erkrankungen wie Colitis Ulcerosa oder Reizdarmsyndrom, aber auch neurologische, psychosomatische und psychiatrische Krankheiten. Ayurveda kann den Heilungserfolg schulmedizinischer Anwendungen unterstützen und Nebenwirkungen konventioneller Therapien abfedern. Deshalb möchte ich auch meine ärztlichen Kolleginnen und Kollegen ermutigen, sich mit dieser faszinierenden Heilkunst zu beschäftigen.

Ich bin sehr dankbar dafür, einen so wunderbaren Beruf ausüben zu dürfen. Mein Dank gilt meiner Familie, meinen Lehrern und Kollegen, vor allem Prof. Gustav Dobos, Dr. Marc Werner und Dr. Anna Paul sowie meinen Patien-

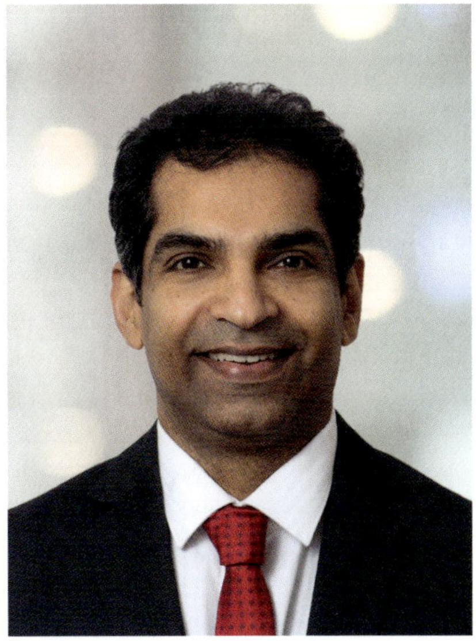

ten, die meinen Weg in all den Jahren geprägt haben und mir geholfen haben, kranke Menschen behandeln und heilen zu können. Seit Beginn meiner Tätigkeit an der Klinik im Jahr 2008 hat mich Dr. Thomas Rampp bei vielen Aktivitäten unterstützt. Er reist regelmäßig nach Indien, um an unseren offiziellen Treffen sowie an Gesprächen mit Regierungsvertretern und führenden Universitäten teilzunehmen. Gemeinsam waren wir bei zahlreichen Konferenzen und Seminaren in Indien, haben dort Vorträge gehalten und uns für den fachlichen Austausch zwischen westlicher Medizin und Ayurveda eingesetzt. Mit großem Engagement unterstützt er meine Arbeit sowie unsere gemeinsamen Forschungs- und Bildungsprogramme. Ich habe das Privileg, viele medizinische und klinische Aspekte von einem so wunderbaren Menschen und Arzt kennenzulernen. Ich bedanke mich ganz herzlich bei meiner Frau Sajitha, die mich bei diesem Buch auch unterstützt hat. Sie ist nicht nur eine exzellente Köchin, sie ist auch eine ausgewiesene Expertin in der Kerala-Küche. Mit ihr habe ich die wunderbaren Rezepte dieses Buches entwickelt. Sie sollen Sie, liebe Leserin, und auch Sie, lieber Leser, dabei unterstützen, Ihre Entzündungskrankheiten zu kurieren oder einfach Ihre Gesundheit aufrechtzuerhalten. Und ganz nebenbei verspreche ich Ihnen ein paar völlig neue Geschmackserlebnisse. Mein Dank gilt auch Frau Antonia Zengerle und Petra Thorbrietz für ihre geduldige Unterstützung beim Verfassen dieses Buches.

Ihr Dr. Syal Kumar

i

Wenn Sie mehr über die Ayurveda-Tradition meiner Familie erfahren möchten, schauen Sie im Anhang auf Seite 178.

Warum (noch) ein Ayurveda-Buch?

Nun werden Sie sich vielleicht fragen, warum dieser Ayurveda-Arzt, also ich, auch ein Ayurveda-Buch schreiben musste, als gäbe es nicht schon genug davon. Ganz einfach: Ich hatte die Traditionelle Indische Medizin, den authentischen Ayurveda, im Gepäck, als ich nach Deutschland kam. Was in Deutschland, Österreich, der Schweiz und anderen europäischen Ländern als Ayurveda angepriesen und z. T. für viel Geld an den Mann und die Frau gebracht wird, hat mit Ayurveda rein gar nichts zu tun. Wenn ich meinen Kollegen und Verwandten in Indien erzähle, dass man hier Panchakarma-Kuren für 5 Tage buchen kann, beim Friseur Ayurvedamassagen anbietet und Ghee, also geklärte Butter, als ultimative Trinkkur empfohlen wird, dann schütteln sie sich vor Lachen oder einfach nur den Kopf. Wenn es nicht so traurig wäre, könnte man wirklich lachen. Ayurveda ist hierzulande zu einem werbewirksamen Schlagwort für einen ganzen Bauchladen voll mit Irrtümern und Fehlinterpretationen mutiert: Therapien, die die Gesundheit der Hilfe suchenden Patienten nicht verbessern, sondern z. T. mit erheblichen Nebenwirkungen einhergehen, bestehende Erkrankungen verstärken und sogar neue Krankheiten auslösen können. Dr. Google und die selbst ernannten YouTube-Experten krönen dieses Treiben mit Ratgebern und Seminaren zur Selbstbestimmung der Konstitution, Therapieempfehlungen inklusive.

Ayurveda ist ein hochkomplexes System, dessen Anwendung viel Wissen und vor allem langjährige Erfahrungen erfordert. An beidem mangelt es hierzulande erheblich. Ich habe im Laufe meiner langjährigen Praxis in Deutschland zu viele Patienten gesehen, die aufgrund falscher Diagnosen und falscher pseudo-ayurvedischer Behandlungen schweren Schaden genommen haben. Nennen Sie es Arbeitsethos, nennen Sie es Ehrgeiz oder von mir aus auch Ehrensache: Mir war es wichtig, mit diesen Irrtümern ein für allemal aufzuräumen und eine für Laien und Therapeuten verständliche Abhandlung über die Grundzüge des Ayurveda zu verfassen, um Ihnen eine Orientierung zu ermöglichen. Denn so viel steht fest: Richtig angewandt ist Ayurveda ein Segen für die Menschen. Bei uns in Indien betrachten wir Gesundheit als Geschenk, das man ehren und pflegen soll.

Zur Erhaltung der Gesundheit brauchen wir den authentischen Ayurveda und keine esoterischen New-Age-Versionen.

Ayurveda ist auf keinen Fall:

- Wellness
- Stirnölguss im Hotel
- Ölmassagen in der Massagepraxis
- Ernährungsberatung im Laden um die Ecke
- Konstitutionsbestimmung und -behandlung
- Vata-, Pitta- und Kaphatees zum Ausgleich der Doshas
- Tagesroutinen vom Ölziehen am Morgen bis zum Chai Latte am Abend
- Abkochen von Wasser für 10 Minuten und länger, um den Körper zu reinigen
- Sesamöl „reifen" und sich damit eincremen, um Pitta oder Vatta zu senken

Warum ein Ayurveda-Buch über Entzündungen?

Wenn Sie dieses Buch in die Hand genommen haben, dann hat Sie möglicherweise der Einschub „stark gegen Entzündungen" angesprochen. Sollten Sie an einer chronischen Entzündung oder gar an einer Autoimmunerkrankung mit entzündlichem Charakter leiden, befinden Sie sich leider in bester Gesellschaft. Allein in Deutschland sind rund 10 % der Bevölkerung davon betroffen, mit steigender Tendenz. In allen Industrienationen der westlichen Welt wachsen sich Entzündungserkrankungen zu regelrechten Volkskrankheiten aus.

Neben Umwelteinflüssen wie Toxinen aus Nahrung, Wasser, Kleidung oder Luft sind Lebensstilfaktoren - allen voran Stress - die Hauptverursacher von Entzündungen. Eine zunächst von der Natur als Schutzmechanismus etablierte Reaktion - die Entzündungsreaktion - gerät außer Rand und Band, verselbstständigt sich und führt zu z. T. schwerwiegenden Schäden, Zellalterung, Schädigungen des Erbguts, Erschöpfung und Bewegungseinschränkung inklusive. Zudem können sowohl chronische Entzündungen als auch die Standardtherapien mit entzündungsunterdrückenden Medikamenten wie Cortison weitere Erkrankungen nach sich ziehen, darunter Osteoporose, Arteriosklerose, Diabetes, aber auch Krebs. Nachdem die westliche Schulmedizin lediglich die Symptome von Entzündungserkrankungen behandeln kann, die Erkrankungen selbst jedoch fortbestehen oder sogar voranschreiten, halte ich es für ein Gebot der Stunde, das Potenzial des Ayurveda aufzuzeigen, um Ihnen, falls Sie an Rheuma, Neurodermitis oder Morbus Crohn leiden, eine Behandlungsoption zu eröffnen, die Sie von Ihrem Leid befreien kann.

Die ayurvedische Medizin bietet lang erprobte Behandlungskonzepte, mit denen Entzündungen erfolgreich behandelt und sogar über Jahrzehnte chronifizierte Krankheiten vollständig ausgeheilt werden können.

1. Ayurveda – die Traditionelle Indische Medizin (TIM)

Bevor ich Sie in die Prinzipien des authentischen Ayurveda einführe, möchte ich Sie auf eine kleine Zeitreise einladen und ein paar Kapitel der ayurvedischen Geschichte aufschlagen.

Im Verlauf der Evolution hat der Mensch versucht, die Natur zu dominieren. Er beschäftigte sich mit den universellen Gesetzen und trotzte klimatischen Veränderungen. Diese Anpassungen waren mühsam. Zunächst ernährte er sich von dem, was Wälder und Steppen hergaben. Durch die Erfindung von Jagd- und Fangwaffen - Speeren, Pfeilen und Fallen - gelangte er an protein- und fettreiche Kost, die seine Entwicklung erheblich beschleunigte. Das Formen von Gefäßen ermöglichte es unseren Vorfahren, zu kochen und so Lebensmittel bekömmlicher zu machen. Mit Blättern und Tierhäuten schützten sie ihre Körper. In Hütten und Höhlen fanden sie Zuflucht vor der Witterung. Sie zähmten Wildtiere für die Fortbewegung und den Transport von Gütern. Die Liste ließe sich endlos fortsetzen. In der Zeit der Menschwerdung drehte sich alles ums Überleben und letztlich um den Erhalt der Art. Dazu gehörten auch Strategien zur Gesunderhaltung oder zur Heilung, wenn man krank wurde. In den Regionen der Welt entwickelten sich verschiedene Heilsysteme, so auch auf dem indischen Subkontinent.

Die Vorfahren des heutigen Indien waren in ihrem Verständnis vom Leben vielen Zivilisationen voraus. Sie begriffen, dass der Mensch Teil der Natur ist und sein Wohl und Wehe von anderen Menschen, von Flora und Fauna, aber auch von universellen Gesetzmäßigkeiten wie den Jahreszeiten, Wind und Wetter, Ebbe und Flut und selbst dem Stand der Gestirne abhängig ist. Auf diesem Wissen gründet die indische Philosophie, die eine Zivilisation hervorgebracht hat, deren Existenz seit 2500 Jahren als mehr oder minder kontinuierlich betrachtet wird. Ausgrabungen in verschiedenen Teilen Indiens zeugen von einem sozialen Gemeinwesen und einem hoch entwickelten Lebensstil mit Toiletten, Entwässerungssystemen, Brunnen und Straßen.

Zu den Errungenschaften der indischen Kultur zählt auch das Gesundheitssystem des Ayurveda, das vor etwa 5000 Jahren begründet wurde und heute zu einem der ältesten und erfolgreichsten Medizinsysteme der Welt zählt.

Wir sprechen von DEM Ayurveda und sagen DER Ayurveda.

Ayurveda besteht aus zwei Sanskritwörtern - Ayus, was so viel wie Wissen bedeutet, und Veda, was mit Leben übersetzt werden kann.
Ayurveda ist demzufolge das Wissen oder die Wissenschaft vom Leben.

1.1 Ayurveda – Teil der historischen Veden

Die indische Philosophie basiert auf historischen Abhandlungen, den Veden. In den Veden sind alle Aspekte des Lebens, der Gesundheit und des Geistes detailliert beschrieben. Der die Gesundheit betreffende Teil wird als Ayurveda bezeichnet. Darin werden die Beziehungen zwischen Mikrokosmos (Mensch) und Makrokosmos (die Welt außerhalb des Menschen) ausführlich behandelt. Ayurveda wird als Zweig der Veden (upa-veda) bezeichnet.

Die Veden wurden mit scharfen Instrumenten auf Palmblättern geschrieben und so für die Nachwelt erhalten. Historiker konnten den ungefähren Zeitraum ihrer Entstehung auf mehr als 5000 Jahre zurückdatieren. Ayurveda ist ein lebendiges, über Jahrtausende gewachsenes Medizinsystem, basierend auf den Erfahrungen der alten Meister und sukzessive erweitert durch Erkenntnisse nachkommender Generationen. Mithilfe dieser Erfahrungsmedizin konnten auch neu aufkommende Krankheiten erfolgreich behandelt werden, etwa Typhus, Malaria oder in jüngerer Vergangenheit Covid.

Sehen Sie es mir nach, wenn ich ins Schwärmen gerate, aber Ayurveda ist für mich so kostbar wie ein Lebenselixier, das ich am liebsten auf der ganzen Welt verbreiten würde. Denn in der Traditionellen Indischen Medizin geht es nicht nur darum, Krankheiten zu heilen, sondern nach einer überstandenen Erkrankung oder ganz generell gesund zu bleiben. Die Ayurveda-Meister sind gewissermaßen nach dem Prinzip Trial and Error vorgegangen. Sie haben all jene Behandlungen, Diäten oder auch Anleitungen für Meditationsübungen niedergeschrieben, mit deren Hilfe ein bestimmter Menschentyp geheilt und unter Berücksichtigung der jeweils zurückliegenden Krankheit gesund gehalten werden konnte.

Sie können sich vorstellen, dass bei der unüberschaubaren Vielfalt und Individualität der Menschen im Laufe der Jahrtausende unglaublich viele Varianten an Behandlungen und Empfehlungen dokumentiert wurden, von denen wir heute profitieren dürfen.

Die Empfehlung individueller Lebensregeln und Routinen, die der Aufrechterhaltung der Gesundheit dienen, sind der besondere Wert des Ayurveda, auch und gerade für die westliche Welt. Denn es ist keinesfalls normal, dass so viele Menschen schon in jungen Jahren Bluthochdruck, Diabetes oder chronische Entzündungen haben und z. T. über Jahrzehnte Medikamente nehmen müssen.

Dass Körper und Geist zusammenwirken und nicht getrennt voneinander betrachtet, geschweige denn behandelt werden dürfen, war und ist ebenso Konsens wie das Wissen um den Einfluss der Umwelt auf die menschliche Gesundheit.

Ayurveda lässt sich hervorragend mit der modernen Medizin kombinieren, was sie zu einem wichtigen Element der Integrativen Medizin macht, die das Beste aus verschiedenen Medizinsystemen zum Wohle der Menschen zusammenführt. Dieses Konzept hält auch in Deutschland an immer mehr Kliniken Einzug. Pionierarbeit auf dem Gebiet der Integrativen Medizin hat die Klinik geleistet, in der ich arbeiten darf, vor allem Prof. Gustav Dobos.

1.2 Die Ausbildung im Ayurveda

Im antiken Indien verlief die ayurvedische Ausbildung nach dem „Gurukula"-System. Ein Gurukula war ein Ort, an dem der Lehrer, auch Guru genannt, mit seiner Familie und seinem Haushalt, dem sogenannten Kula, lebte und Schüler ausbildete. Durch diese lebensnahe Lehre konnten die Studierenden alle relevanten Aspekte der Gesunderhaltung und der Therapie erfassen und deren Wirkung auf die Patienten erfahren.

Doch während der mittelalterlichen und kolonialen Perioden der indischen Geschichte erlitt das Gurukula-System einen Rückschlag, was die Etablierung einer formellen ayurvedischen Ausbildung im Jahr 1926 zur Folge hatte. Heute findet die Ausbildung in eigenen Ayurveda-Universitäten statt und dauert 5 ½ Jahre bis zur Erlangung des Bachelor und weitere 3 Jahre für die Facharztausbildung.

Wenn Sie mehr über die Ayurveda-Ausbildung in Indien erfahren möchten, schauen Sie im Anhang auf Seite 184. Dort finden Sie tiefergehende Informationen zu potenziellen Abschlüssen und Qualifikationen.

Ayurveda war der westlichen Medizin weit voraus

Wussten Sie übrigens, dass Impfungen im Ayurveda schon vor 2500 Jahren bekannt waren? Lange bevor der als Erfinder der Schutzimpfung bezeichnete englische Arzt Edward Jenner Ende des 18. Jahrhunderts die ersten Immunisierungen gegen Pocken durchführte, hat man auf dem indischen Subkontinent bereits gegen Pockenviren und andere Erreger erfolgreich immunisiert.

Auch in puncto Anatomie waren die Ayurveda-Meister innovativ und findig. Um anatomische Strukturen für das grundsätzliche Verständnis des menschlichen Körpers sichtbar zu machen, wurden Leichen mit bestimmten Pflanzen umhüllt und für einige Wochen in einen Fluss abgesenkt. Im Zuge dieses Procederes hat sich die Haut aufgelöst, sodass die Adern und andere Strukturen freigelegt wurden, die man dann studieren konnte.

आयुर्वेद

Die Meisterwerke des Ayurveda

Die berühmten Ärzte, die auch heute noch unter den Praktizierenden und den Wissenschaftlern als Meister im Ayurveda angesehen werden, hießen Susrutha, Charaka und Vagbhata. Sie haben die historischen Texte verfasst, die als die Bibeln des Ayurveda gelten:

Susrutha Samhitha ist ein chirurgisches Sammelwerk.

Charaka Samhitha ist ein Sammelband der inneren Medizin.

Der große Meister Vagbhata hat diese Bücher zusammengefasst und um eigene Erfahrungen und Erkenntnisse erweitert.

Das Ergebnis sind das **Ashtanga Hrudaya** und das **Ashtanga Samgraha**.

Samhita bedeutet übrigens „großes Buch" oder „Meisterwerk".

Zusammen werden diese Abhandlungen als briha-trayee, „die große Dreifaltigkeit" bezeichnet.

1.2 Indien: Vielfalt in der Einheit

Indiens geografische Fläche lässt sich mit der Größe von Europa vergleichen. Als das siebtgrößte und mittlerweile bevölkerungsreichste Land der Welt ist es Asien vorgelagert. Begrenzt vom Himalaya-Gebirge im Norden, erstreckt es sich nach Süden und verjüngt sich am Wendekreis des Krebses in den Indischen Ozean. Die Bucht von Bengalen im Osten und das Arabische Meer im Westen umschließen den Subkontinent. Die angrenzenden Länder sind Afghanistan und Pakistan im Nordwesten; China, Bhutan und Nepal im Norden; Myanmar im Osten und Bangladesch im Osten von Westbengalen. Sri Lanka ist von Indien durch einen schmalen Meereskanal getrennt, der durch die Palk Strait und den Golf von Mannar gebildet wird.

Trotz verschiedener Sprachen Einigkeit im Geist

Wie Europa besteht auch Indien aus verschiedenen Staaten mit unterschiedlichen Sprachen und Kulturen. Die Sprachen Indiens sind nicht etwa Dialekte, sondern eigenständige Sprachen, die sogar mit unterschiedlichen Alphabeten geschrieben werden.

Essen, Kleidung und das kulturelle Leben sind regional so verschieden, ja man könnte sagen, so bunt wie Indien und doch bewahren sie das indische Naturell. Die Nation schließt 28 Staaten ein. Viele Bundesstaaten haben unterschiedliche Amtssprachen, die in Schrift und Sprache stark voneinander abweichen. Es gibt allein 22 Amtssprachen, die nur regional gesprochen werden. Die meisten Sprachen haben sich aus dem Sanskrit entwickelt, der antiken Ursprungssprache Indiens. Historische Dokumente sind in Sanskrit verfasst, darunter auch die ayurvedische Literatur. Auch die offizielle Amtssprache Hindi basiert auf dem Sanskrit. Durch den Einfluss Großbritanniens geriet Englisch zu einer der wichtigsten Kommunikationssprachen meiner Heimat.

Für die Entwicklung des Ayurveda waren der spirituelle Reichtum sowie die Vielfalt von Flora und Fauna des Himalaya prägend. Am Fuße dieser mächtigen Gebirgsregion konnte sich das Traditionelle Indische Medizinsystem entwickeln. Von hier aus verbreitete es sich in Indien und schließlich in der ganzen Welt.

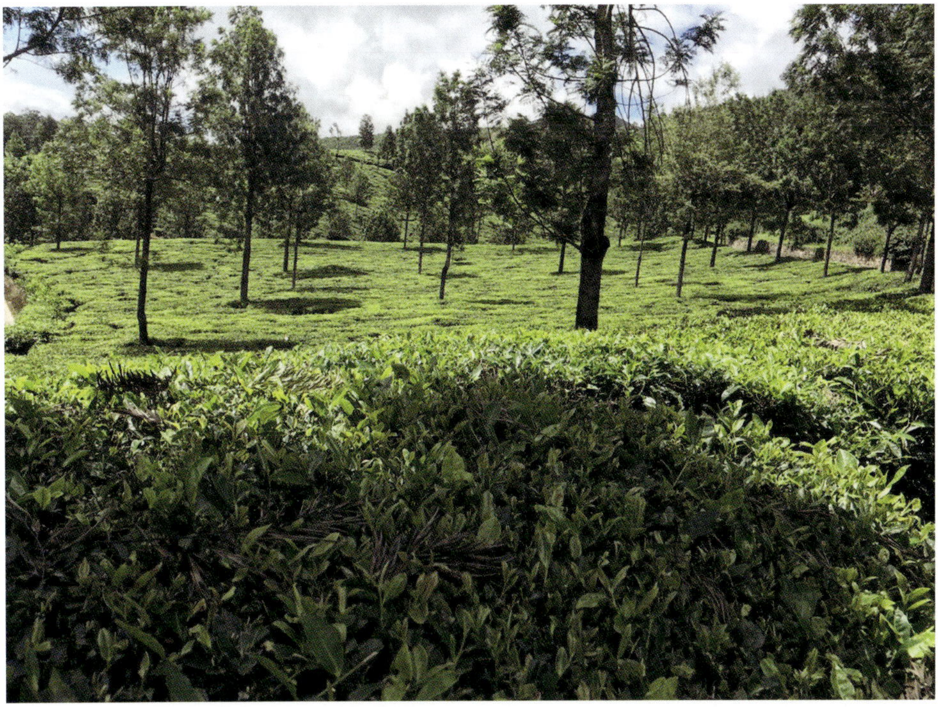

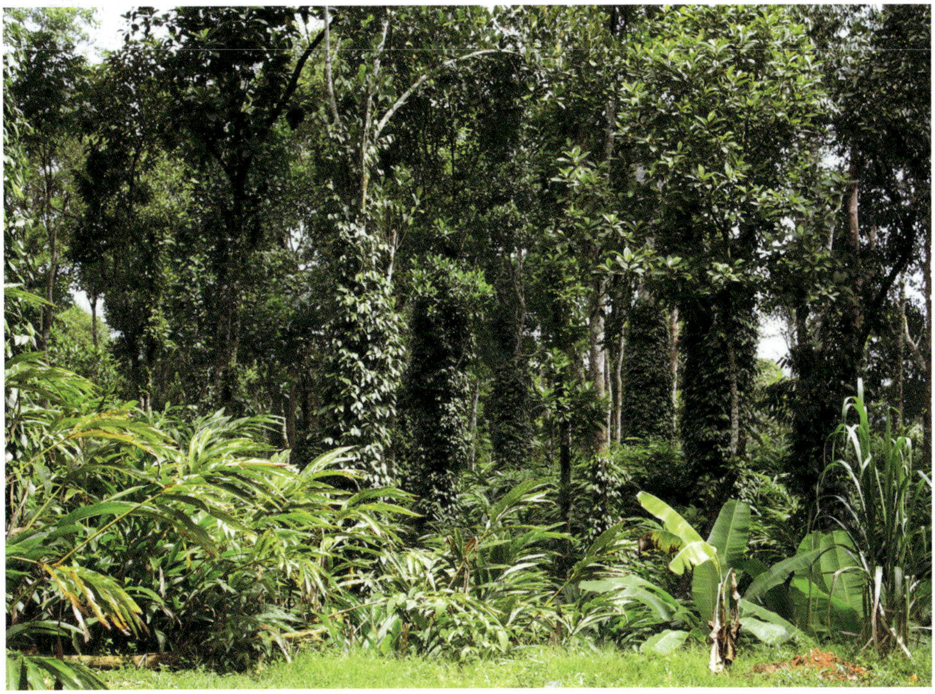

1.3 Kerala, die Heimat des Ayurveda

Kerala liegt an der Südwestküste Indiens. Mit einer Fläche von 39.000 km² ist es im Vergleich zu anderen indischen Bundesstaaten zwar ausgesprochen klein, gilt jedoch mit seinen rund 30 Millionen Einwohnern als der am dichtesten besiedelte Staat Indiens. Kerala verfügt über ein erstklassiges Bildungssystem mit einer Alphabetisierungsrate von nahezu 100 %.

Dass sich die ayurvedische Heilkunst in meinem Heimatstaat Kerala zu einem so erfolgreichen Medizinsystem entwickeln konnte, das Menschen aus der ganzen Welt anzieht, ist weitestgehend auf die klimatischen Gegebenheiten zurückzuführen. Kerala hat ein feuchtes Klima mit Monsunen von fast 4 Monaten. Es ist von zahlreichen Flüssen und Kanälen, den berühmten Backwaters, durchzogen, die in den Bergen entspringen und ins Arabische Meer münden. Das tropische Klima und die reichen Wasservorräte machen Kerala zu einem immergrünen Paradies, in dem Heilpflanzen und Gewürze besonders gut gedeihen. Das sind natürlich ideale Standortbedingungen für pharmazeutische Unternehmen, die all die Medizin herstellen, die wir in der ayurvedischen Praxis verwenden.

Es wird Sie nicht überraschen, dass die weltweit bekanntesten und jahrhundertealten Pharmaunternehmen ihren Platz in Kerala haben. Diesen Pharmaproduzenten sind auch Klinikkomplexe angegliedert. Zu den bekanntesten zählen das Arya Vaidya Sala in Kottakkal, das übrigens auch eine der ältesten Ayurveda-Universitäten betreibt, das Vaidyarathnam Oushadhasala in der Nähe von Thrissur und das AVP Coimbatore. Zum Klinikkomplex Arya Vaidya Sala in Kottakkal gehört auch das bekannteste und am breitesten aufgestellte psychiatrische Krankenhaus im indischen Ayurveda.

Aus der ganzen Welt kommen die Menschen, um sich in diesen Kliniken behandeln zu lassen. Arme Menschen erhalten Beratungen durch qualifizierte Ärzte und die nötigen Medikamente kostenlos.

Weitere renommierte Pharmahersteller außerhalb Keralas sind die Himalaya Drug Company oder Charak Pharma, um nur einige zu nennen.

Über die Jahrhunderte wurde die traditionelle Heilkunst von Generation zu Generation weitergegeben, so wie das auch in meiner Familie gehandhabt wurde. Als Mediziner, der in dieser Tradition aufgewachsen ist und das Handwerk in der Heimat des Ayurveda gelernt hat, kann ich Ihnen versichern, dass das ayurvedische Medizinsystem Keralas einzigartig ist und sich auch von den Ayurvedazentren im übrigen Indien abhebt. Dieses einzigartige System habe ich (zusammen mit Ärztinnen und Therapeuten) in unserer Klinik in Essen implementiert, um Menschen auch in Europa behandeln und von ihren Leiden befreien zu können. Längst nicht jeder mag nach Kerala reisen, und für Schwerkranke ist so eine mehrwöchige Reise mitunter beschwerlich.

Wie gut selbst langjährig chronifizierte Entzündungen mit Ayurveda kuriert werden können, möchte ich Ihnen im nächsten Kapitel schildern.

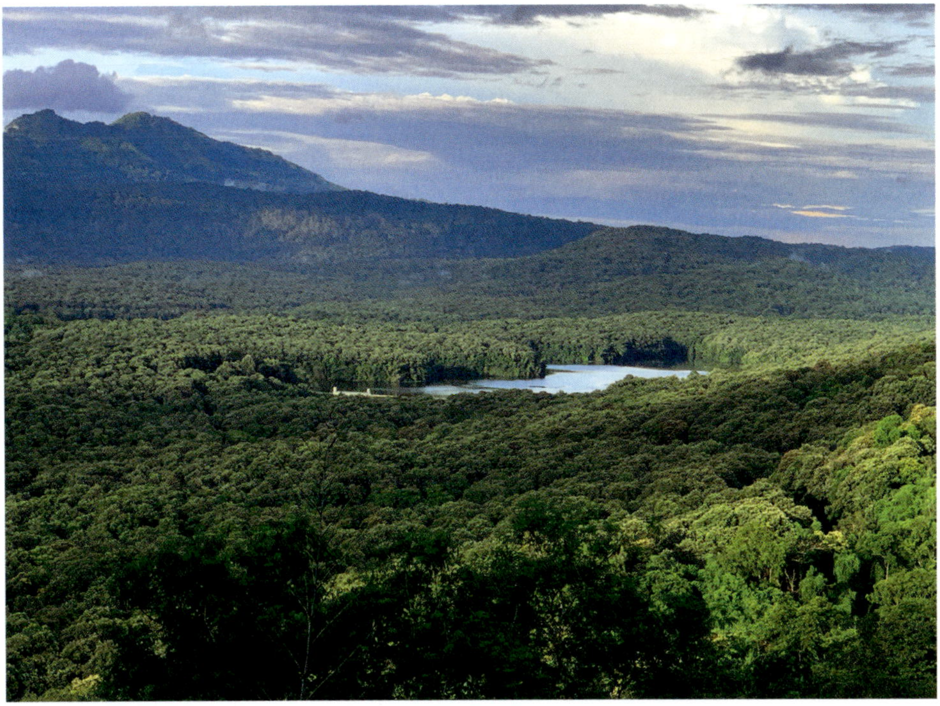

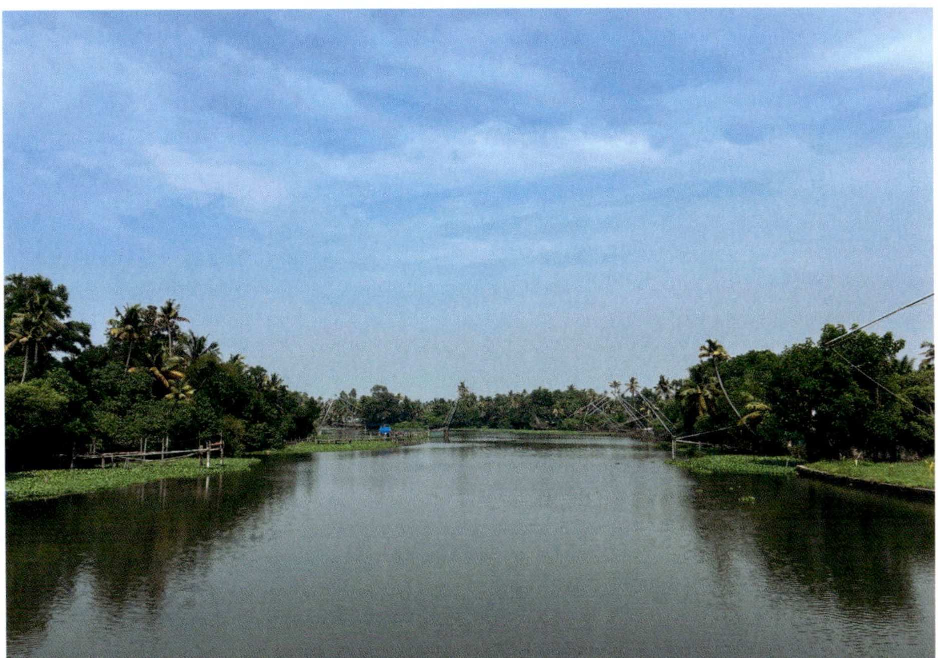

1.4 Erfahrungen mit ayurvedischer Medizin in Deutschland

Bevor ich Sie in das Regelwerk der ayurvedischen Medizin einführe, will ich Ihnen die Geschichte eines Patienten erzählen, der mit einem schweren rheumatischen Leiden zu mir kam, mittlerweile kerngesund ist und frei von Medikamenten leben kann.

Besagter Mann war 61 Jahre alt, als wir uns zum ersten Mal sahen, und litt zu dem Zeitpunkt bereits seit 6 Jahren an rheumatoider Arthritis (RA). Er hatte die typischen Symptome einer RA, die kleinere und größere Gelenke befallen hatte. Seit einem Jahr suchte er einen Orthopäden auf, um sich zweimal monatlich Gelenkflüssigkeit aus dem Knie punktieren zu lassen. Seine Laborwerte waren hochgradig positiv auf RA. Der Rheumafaktor war deutlich erhöht. Die CRP- und CCP-Werte (spezifische Rheumawerte, die Prognosen zum Verlauf zulassen; je höher desto schlimmer) waren ebenfalls hoch. Er erhielt die leitliniengerechte Standardbehandlung in der Rheumatologie, in seinem Fall Cortison und MTX (Methotrexat).

Zunächst begann ich meine Behandlung mit der ersten Phase einer jeden ayurvedischen Therapie, sprich der Ernährungs- und Lebensstilberatung. Zusätzlich verordnete ich ihm oral einzunehmende pflanzliche Präparate. Das half schon mal, seinen Magen zu stabilisieren, um Verdauung und Stoffwechsel zu verbessern. Diese ersten Schritte hatten jedoch noch keinen direkten Einfluss auf die Entzündungen in seinen Gelenken. Und was jetzt kam, ist nicht ungewöhnlich, aber wichtig für das Verständnis der ayurvedischen Medizin.

Weil die Schmerzen nicht nachließen und die Schwellung seiner Gelenke unübersehbar fortbestand, zweifelte er meine Therapie an und war ziemlich enttäuscht. Er erwähnte immer wieder, dass sein Rheumatologe ihm gesagt habe, es gebe keinen Weg, seine Beschwerden zu lindern, außer einer lebenslangen Therapie mit Cortison und MTX. Mit anderen Worten: Der Mann war fest davon überzeugt, dass sein Rheuma nicht heilbar sei, dass lediglich die Symptome mittels besagter Medikamente so gut wie möglich unterdrückt werden könnten.

Das war natürlich ein astreines Nocebo, das ihm sein Rheumatologe da in den Kopf gepflanzt hatte, also eine negative Überzeugung, die mit der negativen Erwartung einherging, unheilbar krank zu sein. Aber ich kannte derlei Prophezeiungen und die desaströsen Auswirkungen auf die Einstellung von Patienten bereits und wusste, dass in solchen Fällen Geduld oberstes Gebot ist.

In Indien gibt es diese Form der Schwarzmalerei übrigens nicht. Die Menschen wissen, dass wir mit ayurvedischer Heilkunst selbst aussichtslos erscheinende Krankheiten heilen können, und sie vertrauen ihren Ärzten.

Aber zurück zu meinem Rheumapatienten: Gut 5 Monate nach unserem Erstkontakt empfahl ich ihm, eine dreiwöchige Panchakarma-Kur stationär in unserer Klinik in Essen zu machen. Während der Kur beschwerte er sich immer wieder, dass seine Beschwerden sich nicht verändern würden.

In der dritten und letzten Kurwoche räumte er ein, dass die Schmerzen nachgelassen hätten und dass auch die Schwellungen zurückgegangen seien. Trotzdem war er nach wie vor skeptisch. Seine negative Überzeugung war ziemlich hartnäckig, obwohl er jeden Grund zur Freude gehabt hätte.

Im Vergleich zu meiner vorangegangenen Konsultation waren die Schwellungen tatsächlich um mehr als 70 % reduziert, die Morgensteifigkeit - ein typisches Symptom rheumatischer Erkrankungen - war ganz weg und selbst die Schmerzen hatten deutlich nachgelassen.

Nachdem die Kur abgeschlossen war, wies ich ihn darauf hin, dass er 1 Woche völlige Ruhe einhalten und unbedingt körperliche Anstrengungen vermeiden sollte. Ferner bat ich ihn, sich strikt an die Ernährungsratschläge zu halten und die pflanzlichen Präparate gewissenhaft weiter einzunehmen. Diese Ratschläge erteile ich generell allen Patienten nach einer Panchakarma-Kur, um den noch nachklingenden Heilungsprozess nicht zu stören und den durch die Kur sensitivierten Körper nicht zu überlasten.

Trotz der überaus positiven Ergebnisse hatte mein Patient Angst vor einem Rückschlag und fragte mich, was er tun solle, falls sich seine Befürchtungen bewahrheiten sollten. Ich sagte ihm, dass er mich benachrichtigen solle, sollte sich eine Verschlechterung einstellen. Nur 6 Tage später kam er in die Klinik mit verstärkten Schmerzen und Schwellungen. Zuerst wollte er nicht mit der Sprache rausrücken, aber nachdem ich nicht locker ließ, gab er schließlich zu, dass er sich nach der Kur so gut und fit gefühlt habe, dass er am Tag 4 nach seiner Entlassung Spaten und Schaufel in die Hand genommen und sich in seinem Garten verausgabt habe.

Ich bat ihn eindringlich, die Therapieanweisung strikt zu befolgen, und gab ihm zusätzliche Medikamente. Einen Monat später kam er zur routinemäßigen Konsultation und gab an, dass seine Schmerzen minimal und die Schwellungen fast ganz abgeklungen seien.

Nach 2 Monaten hatten sich seine Blutwerte bemerkenswert verbessert, auch wenn sie noch nicht ganz der Norm entsprachen. Allmählich realisierte er die Wirkung unserer Behandlung und gewann Vertrauen in diese Art der Medizin.

Nach 6 Monaten begann er, seine schulmedizinische Basismedikation auszuschleichen, um sie schließlich ganz abzusetzen. Parallel dazu führte er die ayurvedische Medikation konsequent fort.

Ich riet ihm, nach einem Jahr eine weitere Panchakarma-Kur zu machen. Nach dieser zweiten Kur hatten sich seine Blutwerte völlig normalisiert und die Entzündungsmarker lagen im Normbereich.

Mittlerweile sind 8 Jahre vergangen und er braucht keine Rheumamedikamente mehr. Vor 5 Jahren konnte er auch die ayurvedischen Präparate absetzen und lebt seither medikamentenfrei. Seine Laborwerte sind nach wie vor normal. Früher konnte er nur unter starken Schmerzen laufen, heute legt er problemlos 10 Kilometer zurück. Früher war er mehr oder minder an sein Haus gefesselt. Heute reist er durch die Welt und genießt sein Leben. So ganz konnte ich seine Skepsis allerdings nicht entkräften. Er besucht mich nach wie vor, um sicherzugehen, dass alles in bester Ordnung ist.

Am Ende dieses Buches (S. 172) finden Sie zwei weitere Patientengeschichten, ein Fall von geheilter Psoriasis und ein Fall von ebenfalls erfolgreich behandelter Colitis Ulcerosa.

2. Ayurveda als medizinisches System

2.1 Die Bedeutung von Doshas, Dhatus, Srotas, Malas und Agni

Einer der wesentlichen Unterschiede zwischen moderner und ayurvedischer Medizin liegt in den Diagnosemethoden. Während die Schulmedizin primär quantitative Analysen, Labortests, bildgebende Verfahren und instrumentelle Diagnostik nutzt, basiert Ayurveda auf einer qualitativen Analyse des Körpers. Der Grund ist einfach erklärt: Vor 5000 Jahren gab es noch keine Röntgenapparate oder Blutdruckmessgeräte. Stattdessen erfolgte die Diagnose über die fünf Sinnesorgane. Man hat die Menschen genau angeschaut und untersucht. Eigenschaften wie warm, kalt, glatt, rau, leicht, schwer usw. spielen eine wichtige Rolle in der ayurvedischen Diagnostik und Therapie. Wenn ich bei einer Kniegelenksarthrose beispielsweise ein warmes Knie fühle, dann weiß ich, dass das Knie entzündet ist und dass das Dosha Pitta (darauf komme ich gleich zu sprechen) gestört ist. Ist das Knie hingegen kalt, ist die Durchblutung vermutlich beeinträchtigt, was eher auf eine Störung der Doshas Vata oder Kapha hinweist. Um Ihnen ein weiteres Beispiel einer typischen Entzündungskrankheit zu geben, betrachten wir eine Neurodermitis. Ist die Haut trocken und schuppig, deutet das auf eine Störung von Vata hin. Ist der Ausschlag eher feucht, haben wir es mit einer Kapha-Problematik zu tun. Sie sehen schon, wie nuancenreich die Analysen sind und wie wichtig es ist, viele praktische Erfahrungen zu beherzigen. Denn im Ayurveda behandeln wir nicht eine in Büchern beschriebene Krankheit. Wir behandeln den Krankheitszustand eines Menschen.

2.1.1 Die drei Doshas Vata, Pitta und Kapha

VATA, PITTA und KAPHA sind drei fundamentale Elemente im Ayurveda, die die anatomischen, physiologischen und psychologischen Prozesse im Körper unterstützen und regulieren. Sie repräsentieren Kombinationen der fünf Elemente: Prithvi (feste Substanzen), Ap (flüssige Substanzen), Tejus (hitze-/lichtfördernde Substanzen), Vayu (gasförmige/windfördernde Substanzen) und Akasha (Raum, Platz).

Damit alle Abläufe von der Zellbildung über den Stoffwechsel bis hin zu neuronalen Verschaltungen störungsfrei vonstatten gehen, sollten die drei

Doshas normal funktionstüchtig sein, wobei „normal" immer nur für den einzelnen Menschen gilt, denn die Aktivitäten der Doshas sind individuell. Warum, erfahren Sie gleich.

Eine ungünstige Lebensweise, schlechte Ernährung, Suchtverhalten (Nikotin, Alkohol, Internet), mangelnde oder falsche Bewegung, Stress, Schlafmangel und Sorgen können Funktionsstörungen der Doshas auslösen. Aber auch das Wetter, der Wechsel der Jahreszeiten und das Alter beeinflussen die Doshas.

2.1.2 Agni

Im Sanskrit bedeutet „Agni" so viel wie Feuer. Agni steht für den gesamten Prozess der Energiegewinnung von der Verdauung im Magen-Darm-Trakt bis zur Verstoffwechselung in den Geweben. Die biologische Umwandlung und Nutzbarmachung von Energie wird durch den Begriff Agni symbolisiert. Agni gewährleistet die Ernährung des Körpers sowie die Ausscheidung von Abfallprodukten (Malas). Wenn das Feuer nicht richtig lodert oder zu heiß brennt, wird der Mensch krank. Unordnung im Stoffwechsel, also im Agni, ist einer der Hauptfaktoren für gestörte Doshas.

2.1.3 Dhatus

Die adäquat verstoffwechselten Nahrungsbestandteile werden in Gewebe (Dhatus) umgewandelt. Normalerweise entstehen bei der Verstoffwechselung gesunde Gewebeanteile. Wenn Agni jedoch unterbrochen wird, kommt es zu Gewebeschäden oder fehlerhaften Gewebeanteilen, was wiederum zu Krankheit führen kann. Die Gewebe müssen sich im Zustand der Homöostase befinden. Das heißt, der Aufbau neuer Gewebe, als Anabolismus bezeichnet, und der Abbau alter, verschlissener oder verbrauchter Gewebe, Katabolismus genannt, sollte ausgeglichen sein. Im Zustand der Homöostase haben wir gesunde und funktionsfähige Gewebe. Sie sehen schon, wie wichtig ein geregelter Stoffwechsel für Ihre Gesundheit ist. Denn Krankheiten können sich nur in gestörten Geweben entwickeln. Deshalb fokussiert das ayurvedische Konzept auf gesunde Gewebestrukturen, indem Agni und die Doshas stabil gehalten werden.

Die sieben Hauptgewebe im menschlichen Körper

- Lymphe
- Blut
- Muskeln
- Fettgewebe
- Knochen
- Knochenmark
- Sperma und Eizelle

2.1.4 Srotas

Srotas sind Körperkanäle, durch die sowohl Nährstoffe als auch Stoffwechselprodukte und Abfälle transportiert werden. Sie durchdringen den gesamten Organismus von der äußersten Hautschicht bis in die innersten Verdauungskanäle. Zu den großen Kanälen zählen der Magen-Darm-Trakt, die Atemwege, die Gehörgänge, die Nasenöffnungen sowie die Blut- und Lymphgefäße.

Die kleinen und mikrofeinen Kanäle befinden sich beispielsweise im Zwischenzellraum, wo die Versorgung und Abfallentfernung auf Zellebene passiert. Solange die Kanäle frei sind und der Durchfluss aller Substanzen gewährleistet ist, sind wir gesund. Alle verdauten Nahrungsbestandteile werden vom Verdauungstrakt durch das Kanalsystem der Srotas in die einzelnen Gewebe transportiert. Dabei sind bestimmte Kanäle für bestimmte Gewebe zuständig. Unsere Adern transportieren nur Blut, die Lymphkanäle transportieren Lymphe und die Speiseröhre sowie der Magen-Darm-Trakt transportieren Nahrung usw.

2.1.5 Malas

Die schon erwähnten anabolen und katabolen Stoffwechselprozesse werden durch Doshas, Dhatus, Agni und Srotas unterstützt. Der katabolen Funktion misst man im Ayurveda besondere Bedeutung bei. Denn die adäquate Entsorgung von Abfällen, die unter dem Begriff Mala zusammengefasst werden, sowie abgestorbener Zellbestandteile muss schnell und effektiv ablaufen. Sonst droht das Kanalsystem Schaden zu nehmen. Funktionsstörungen der Srotas können sowohl durch Blockaden als auch durch Verstopfungen der Kanäle ausgelöst werden. Verursacht werden solche Verstopfungen durch gestörte Doshas oder durch „Ama", eine Art Sondermüll, den wir noch ausführlich behandeln werden.

Sie sehen schon, wie sehr all diese Mikrosysteme ineinandergreifen und einander bedingen. Das ist ein Grund, warum Ayurveda ein so komplexes Medizinsystem ist, das vieler Erfahrungen bedarf.

Die Haupt-Malas

- Stuhl
- Urin
- Schweiß

Die Neben-Malas

- Ohrenschmalz
- Augenausfluss
- Zähflüssiger Augenausfluss
- Mundablagerung
- Talgsekret

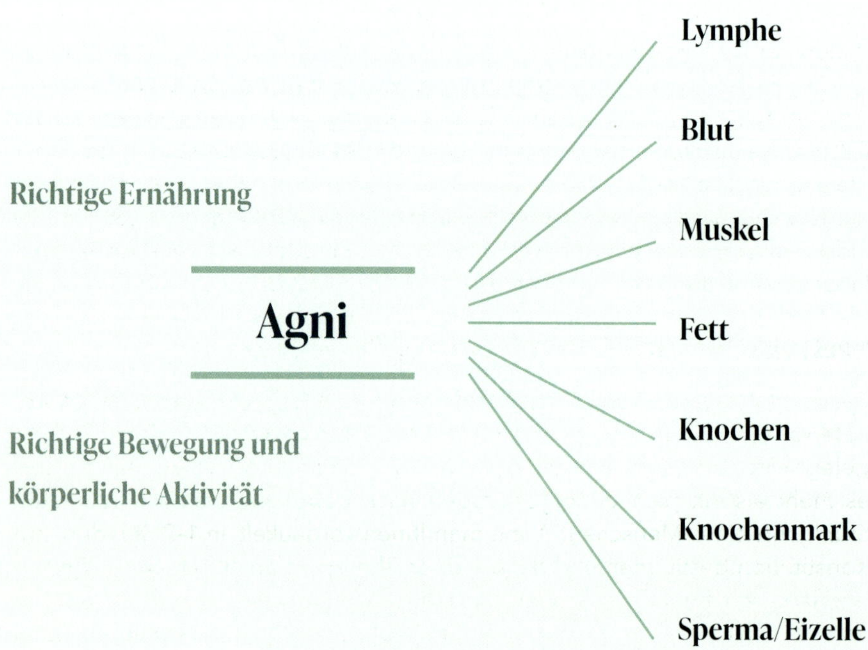

2.2 Das Prinzip der Konstitution (Prakruti) und der Krankheitsentstehung (Vikruti)

Obgleich sowohl die Konstitution als auch die Krankheitsentstehung auf den drei Doshas (Vata, Pitta und Kapha) basieren, ist ihre Bedeutung für die klinische Therapie eine gänzlich andere.

Die Konstitution ist die individuelle, angeborene Kombination der Doshas, die das Individuum, den genetischen Fingerabdruck einer Person ausmachen. Sie charakterisiert die psychischen und physischen Merkmale eines Menschen. Jeder Mensch hat seine individuelle Prakruti, wodurch er als Person seine eigenen körperlichen und geistigen Eigenschaften erhält.

Faktoren, die Prakruti beeinflussen, sind beispielsweise die Gene, die Konstitution der Eltern, die Beschaffenheit der Fortpflanzungszellen der Eltern, Ernährung sowie Lebensstil der Mutter während der Schwangerschaft, besondere Merkmale der Gebärmutter der Mutter sowie das Klima der Region, in der man geboren wurde.

Die Prakruti kann nicht verändert oder behandelt werden. Sie ist determiniert. Im Ayurveda betrachten wir Prakruti „wie das Gift in einer Schlange". Das Gift wird der Schlange selbst nicht schaden, weil es angeboren ist. Und so ist auch die angeborene Konstitution des Menschen keine Krankheitsursache an sich.

Ist man allerdings krank, wird die Konstitution u. a. herangezogen, um die individuellen Eigenschaften eines Patienten besser verstehen sowie den Behandlungserfolg prognostizieren und die Behandlung optimieren zu können.

Bloß keine zweifelhaften Konstitutionsbestimmungen

Bei der Behandlung von Patienten spielt die Konstitution nur eine untergeordnete Rolle, auch wenn im Westen viel Wert auf die Konstitutionsbestimmung gelegt wird. Doch um Prakruti wirklich exakt identifizieren zu können, bedarf es mehr als ein paar gängiger Fragen nach dem Temperament oder dem Stuhlgang eines Menschen. Wenn man Ihnen vorgaukelt, in 1–2 Stunden Ihre Konstitution bestimmen und darauf einen Therapieplan aufbauen zu können, empfehle ich Ihnen, den Arzt zu wechseln.

Aus Erfahrung darf ich Ihnen sagen, dass es weitreichender Beobachtung und Befragung eines Menschen bedarf, um dessen wahre Konstitution erfassen zu können. Ich muss nicht nur die körperliche Erscheinung und das Temperament ins Kalkül ziehen. Auch Gewohnheiten, etwa früh oder spät zu schlafen, wie man mit Herausforderungen oder Schicksalsschlägen umgeht, ob man besonnen oder hitzköpfig reagiert – all das bedarf eingehender Beobachtungen und es bedarf der Erfahrung, diese Beobachtungen richtig einzuordnen. Ich weiß beispielsweise, welche Konstitution meine Frau hat oder langjährige Freunde und Bekannte. Aber diese Menschen kenne ich seit Langem und konnte mir im Lauf der Zeit ein Bild von ihrem Naturell machen.

Gestörte Doshas als Krankheitsursache

Während Prakruti im Ayurveda die Grundkonstitution eines Individuums umfasst, beschreibt das Sanskritwort Vikruti die Pathophysiologie, d. h. den Status des körperlichen oder seelischen Ungleichgewichts, das sich zu Krankheiten auswachsen kann und das durch Störungen der drei Doshas hervorgerufen wurde. Mit dem jeweiligen Zustand, in dem sich Patienten und Patientinnen bei mir vorstellen, beschäftige ich mich. Da kann und da muss ich ansetzen. Alles, was einen Menschen ausmacht, seine Ernährung, sein Lebensstil, Traumata oder das soziale Umfeld können dazu beitragen, dass sich eine Krankheit manifestiert oder sogar chronifiziert. Im Ayurveda verfolgen wir das Ziel, die Doshas wieder so weit zu regulieren, dass ihre ursprüngliche, der jeweiligen Konstitution entsprechende Funktionalität wieder hergestellt werden kann. Doch das ist anspruchsvoller, als es klingen mag.

Vor allem chronische Erkrankungen sind hochkomplex und werden stets von mehr als nur einem Dosha beeinflusst. Ich will es Ihnen an einem Beispiel darlegen:

Eine Person hat eine von Vata dominierte Konstitution, die Pathologie, also die Entstehung und Manifestation der Erkrankung, wird jedoch von Kapha bestimmt. Würde man nun versuchen, die Vata-Dominanz zu behandeln, also abzuschwächen oder zu dämpfen, würde Kapha weiter ansteigen. Warum ist das so?

Eine wesentliche Qualität von Vata ist Trockenheit. Kapha wiederum ist durch Schleim gekennzeichnet. Trockenheit und Schleim sind Antagonisten, das heißt, sie arbeiten gegeneinander. Wenn man Vata, also Trockenheit reduziert, wird Kapha automatisch stärker und die Schleimproduktion nimmt zu, was das eigentlich zu behandelnde Symptom der Kapha-Erkrankung weiter verstärkt, anstatt es zu lindern. Dieses Beispiel zeigt deutlich, wie wichtig es ist, die Pathologie, also die Krankheit zu behandeln und nicht die Konstitution.

Im Internet werden Tests angeboten, mit deren Hilfe Sie das krankheitsauslösende Dosha angeblich identifizieren können. Die Therapieanleitung kriegen sie gleich mitgeliefert. Lassen Sie bloß die Finger davon. Vata, Pitta und Kapha können für so viele verschiedene Erkrankungen verantwortlich sein, dass eine Behandlung gezielter Strategien bedarf. Beispielsweise werden Vata-Kopfschmerzen anders behandelt als Vata-Gelenkschmerzen oder Vata-Verdauungsbeschwerden. Zur korrekten Behandlung sind fundierte Kenntnisse der ayurvedischen Pathophysiologie sowie der spezifischen Heilpflanzen notwendig.

Daher kann ich Ihnen nur immer wieder ans Herz legen, erfahrene Ayurveda-Ärztinnen aufzusuchen und sich nicht in die Hände von Yoga-Therapeuten oder Ayurveda-Experten zu begeben, die ihr Wissen in einem Wochenendseminar erworben haben.

2.3 Was bedeutet Gesundheit im Ayurveda?

Ayurveda ist vermutlich das älteste medizinische System, das eine klare Definition von Gesundheit hatte. Die klassischen Texte der „Susrutha Samhitha" mit Abhandlungen über die menschliche Anatomie, chirurgische Methoden und Instrumente wurden vom Ayurveda-Praktiker Sushrutha verfasst und werden auf die Zeit um 1000 v. Chr. datiert. Das nachfolgende Zitat aus seinem Werk zeigt, dass Gesundheit im Ayurveda nicht auf die körperliche Ebene beschränkt war, sondern ganzheitlich betrachtet wurde, auf mentaler, emotionaler und spiritueller Ebene.

आयुर्वेद **Zitat aus der Susrutha Samhitha Sutrasthana**

समदोषः समाग्निश्च समधातुमल क्रियः।

प्रसन्नात्मेन्द्रियमनाः स्वस्थ इत्यभिधीयते।।

„Samadosha Samagnishcha Samadhatumalakriya
Prasannatmendriyamanah Swastha ityabhidhiyate"
Susrutha Samhitha Sutrasthana 15/41

Bedeutung der historischen Zeilen

„Wenn die Doshas im richtigen Verhältnis zueinander stehen, sind die anatomischen und physiologischen Funktionen des Körpers gewährleistet."
Samadosha = Gleichgewicht der Dosha
Samagnishcha = Guter Stoffwechsel (gutes Agni)
Samadhatu = Gesundes Gewebe (gesundes Dhatu)
Malakriya = Ordnungsgemäße Ausscheidungen von Abfallprodukten (Mala)
Prasannatm = Klarer Zustand der Seele
Endriya = klarer Zustand der Sinnesorgane
Manah = klarer Zustand des Geistes
Swastha Ityabhidhiyate = Das ist die Definition einer gesunden Person

3. Die Diagnostik in der Traditionellen Indischen Medizin

Eine ausführliche Diagnostik ist die Voraussetzung für die effektive Behandlung. Im Ayurveda arbeiten wir mit speziellen Krankenblättern, auf denen auch die kleinsten Beschwerden unserer Patienten dokumentiert und analysiert werden. Eine ordentliche Diagnosestellung dauert mindestens 30 Minuten bis zu 1 Stunde. Dafür nutzen wir mehr als 20 Diagnosemethoden, die zur ganzheitlichen Bewertung des individuellen Zustands eines Patienten herangezogen werden. Wo nötig, beziehen wir auch moderne Verfahren wie Laboruntersuchungen, Stuhltests, bildgebende Verfahren, EKG, EEG in die ayurvedische Diagnostik ein.

3.1 Die Pulsdiagnostik

Eine wichtige Methode ist die Pulsdiagnostik, von der Sie vielleicht schon gehört oder sie sogar erfahren haben. Die Pulsdiagnostik allein ermöglicht allerdings noch keine vollständige Diagnose. Sie ist lediglich ein Rädchen im Getriebe der ayurvedischen Diagnostik. Ihre Ergebnisse müssen in Kombination mit anderen Untersuchungsergebnissen betrachtet und bewertet werden. Erst dadurch ergibt sich ein vollständiges Bild.

Die Pulsdiagnostik ist ein ausgesprochen komplexes Procedere. Da der Puls durch viele Faktoren beeinflusst wird, etwa Durst, Hunger, Unterdrückung natürlicher Bedürfnisse wie Harndrang, aber auch Bewegung, Anstrengung, Alkohol, Medikamente, Gedanken und Emotionen wie Ärger, Anspannung, Sorge oder Stress, bedarf es ausreichender Erfahrungen, um zu korrekten Ergebnissen zu kommen.

3.2. Klinisch-diagnostische Methoden des Ayurveda

Die folgende Übersicht zeigt, wie aufwendig die Diagnostik im Ayurveda ist. Wir bedürfen vieler detaillierter Informationen, um uns ein vollständiges Bild vom Krankheitsgeschehen der jeweiligen Patientin oder des jeweiligen Patienten machen zu können.

Die klinische Untersuchung im Ayurveda ist komplex und umfasst drei Gruppen traditioneller Methoden. Die erste Gruppe ähnelt der Schulmedizin: Inspektion, Palpation und Befragung. Die zweite Gruppe umfasst acht Methoden, die eher qualitativ analysieren. Die dritte Untersuchungsgruppe analysiert die aus der ersten und zweiten Untersuchung gewonnenen Informationen.

Darüber hinaus werden bei der Untersuchung alle modernen Untersuchungsmethoden (Blutuntersuchung, Röntgen, Scan-Berichte usw.) berücksichtigt.

Drei Arten der Diagnose ***Trividha Pariksha***	**Acht Arten der Diagnose** ***Ashtasthana Pariksha***	**Zehn Arten der Diagnose** ***Dasavidha Pariksha***
Inspektion *Darsana*	Puls *Nadi*	Beteiligung von Dosha und Dhatu *Dooshya*
Palpation *Sparsana*	Urin *Moothra*	Betroffene Körperregion, geografisches Gebiet, wo Patient lebt *Desha*
Anfrage *Prasna*	Fäkalien *Mala*	Physischer Zustand und Chronizität der Krankheit *Bala*
	Zunge/Geschmack *Jihwa*	Einfluss von Jahreszeit und klimatischen Bedingungen *Kala*
	Stimme, Rede und Hören *Sabda*	Stoffwechselstatus *Anala*
	Berühren, Haut, Tastgefühl *Sparsha*	Konstitution *Prakriti*
	Auge und Sehkraft *Drik*	Alter *Vaya*
	Allgemeiner Körperbau *Akriti*	Psychologischer Status *Statva*
		Allgemeine und persönliche Gewohnheiten *Sathmya*
		Zusammensetzung der Nahrung *Ahara*

4. Entzündung im Ayurveda

4.1 Entzündungen aus ayurvedischer Sicht

Im Ayurveda arbeiten wir nach zwei Prinzipien, vorbeugend und kurativ. Leider sehen wir in den westlichen Ländern Patienten in der Regel erst dann, wenn sie krank, meist chronisch krank, und behandlungsbedürftig sind. Aus ayurvedischer Sicht weisen chronische Entzündungen auf chronisch-degenerative Prozesse hin, die mit dem Alterungsprozess einhergehen. Es ist erschreckend, wie viele junge Menschen heutzutage Erkrankungen entwickeln, die früher als Alterskrankheiten galten. Arthritis, Diabetes, Osteoporose, Arteriosklerose, Morbus Parkinson oder Morbus Alzheimer sind unterschwellig mit chronischen Entzündungen assoziiert. Die aus dem Blutbild ersichtlichen Entzündungsmediatoren wie Zytokinwerte sind in vielen Fällen erhöht. Im Ayurveda betrachten wir chronische Entzündungen als einen pathologischen Prozess, der nicht allein mit antientzündlichen Medikamenten behandelt werden kann. Wir behandeln die Wurzel des Übels, sprich: die Ursachen. Um die Ursachen identifizieren zu können, nutzen wir ein ausgeklügeltes Konzept: Kriyakala, das uns Ursachenforschung und Prognose ermöglicht.

Kriyakala ist ein vor Urzeiten im Ayurveda entwickeltes Konzept und beschreibt die Entwicklung des Krankheitsgeschehens. Mithilfe dieses Konzepts können wir den Ursprung einer jeden individuellen Krankheitsgeschichte analysieren.

Das Wort Kriya steht für die Behandlung mit Arzneimitteln, für Ernährungstherapie und Lebensstiländerungen, um Dosha-Ungleichgewichte zu beheben. Kala beschreibt den Zeitpunkt der Behandlungsintervention.

Kriyakala lässt Prognosen über den Krankheitsverlauf sowie den zu erwartenden Schweregrad der Erkrankung zu. Wenn wir wissen, in welchem Stadium sich die Erkrankung befindet und wohin sie führen wird, wissen wir auch, wann wir mit der Behandlung beginnen müssen, um zu verhindern, dass sich die Krankheit im Körper festsetzt, chronifiziert und Komplikationen nach sich zieht. Nun werden Sie vielleicht fragen, ob man eine einmal erkannte Krankheit nicht grundlegend und zwar sofort behandeln muss. Der Einwand ist berechtigt, lässt aber die berühmten Selbstheilungskräfte des Körpers außer Acht. Und hier kommen die Doshas zum Zuge.

4.2 Die Selbstheilungskräfte der Doshas

Dosha ist der beste Arzt, sagt man bei uns. Dosha weiß genau, was der Körper in welcher Situation braucht. Wenn Sie beispielsweise etwas Verdorbenes gegessen haben, dann greift ein bestimmtes Dosha (oder auch mehrere) ein und sorgt beispielsweise dafür, dass Sie sich erbrechen oder Durchfall haben, um die im verdorbenen Essen enthaltenen Gift- und Fäulnisstoffe aus dem Körper auszuleiten und ihn davor zu schützen. Dosha versucht, den Körper zu heilen. Das zeigt ganz gut, warum man sprichwörtlich auf seinen Körper hören sollte.

Wenn das pathogene Potenzial (das können auch Viren und andere Krankheitserreger oder beispielsweise Toxine sein) jedoch zu groß ist, als dass es durch die Doshas neutralisiert und unschädlich gemacht werden kann, nehmen die Doshas Schaden. Grundsätzlich versuchen Doshas immer, den Menschen zu stabilisieren und den Prozess der Krankheitsentstehung zu verhindern. Fehlt diese selbstregulierende Kraft der Doshas, entwickelt sich eine Krankheit und spätestens dann müssen wir eingreifen.

Den ayurvedischen Grundlagen zufolge vollzieht sich die Krankheitsentstehung im menschlichen Körper in sechs Stadien.

Die sechs Stadien der Entwicklung von Beschwerden

Stadium der Anreicherung/Anhäufung	Chaya/Sanchaya
Stadium der Erregung	Prakopa
Stadium der Ausbreitung	Prasara
Stadium der Lokalisation	Sthanasamsraya
Stadium der Krankheitsetablierung	Vyakti
Stadium der Komplikation	Bheda

4.2.1 Chaya/Sanchaya – Stadium der Anreicherung/Anhäufung

Dies ist das erste Stadium der Pathogenese, also der Krankheitsentstehung, in dem sich das gestörte Dosha (es können auch zwei oder alle drei Doshas gestört sein) anreichert und an seinem jeweiligen Platz im Körper (zum Beispiel im Blut oder in der Haut) qualitativ ansteigt, also schlimmer oder ausgeprägter wird. Man könnte sagen, das Dosha entwickelt eine Art Überfunktion, wie Sie das vielleicht von der Schilddrüse kennen. In diesem Stadium entwickelt die betroffene Person ein Bedürfnis nach Qualitäten, die dem angestiegenen Dosha entgegenstehen. Dazu ein Beispiel:

Wenn sich eine Person im „Vata-Stadium der Anhäufung" befindet, wird sie vermutlich Gelüste auf warmes, öliges und süßlich schmeckendes Essen entwickeln und eine warme Umgebung bevorzugen. Das ist die oben beschriebene selbstregulierende Funktion der Doshas, die versuchen, den Zustand der Anhäufung von Vata auszugleichen. Falls Sie sich jetzt fragen, ob selbst Vata an dieser Selbstregulation beteiligt ist: Ja, ist es!

In diesem Stadium der Krankheitsentstehung gehen Patienten für gewöhnlich noch nicht zum Arzt. Werden die Signale des Körpers (typisch bei Vata-Anhäufung sind Trockenheit z. B. der Schleimhäute, der Haut oder der Haare sowie kalte Hände und Füße) sowie der Appetit auf süßes oder warmes Essen und das Verlangen, sich im Warmen aufzuhalten, ignoriert und fährt die Person obendrein mit den verursachenden Faktoren, die das Dosha stören (Faktoren, die Vata anreichern sind u. a. kalte Getränke, Rohkost, Stress oder sich dem Wind aussetzen) fort, dann schreitet die Krankheitsentstehung voran und erreicht das zweite Stadium.

4.2.2 Prakopa – Stadium der Erregung

In diesem Stadium wird das Dosha erregt und quantitativ erhöht, die Menge des Doshas wird also größer. Jetzt entwickeln sich auch erste diffuse Symptome. Werden diese ignoriert und die Dosha-steigernden Faktoren nicht abgestellt (um beim Beispiel Vata zu bleiben – wenn man beispielsweise weiter erhöhtem Stress ausgesetzt ist oder sich falsch ernährt) oder wird die im Entstehen begriffene Erkrankung falsch behandelt, geht die Krankheitsentstehung ins nächste Stadium über. Im Stadium der Erregung konsultieren die Betroffenen eher selten einen Arzt, weil sich die Krankheit noch nicht manifestiert hat und die Symptome häufig ignoriert werden.

4.2.3 Prasara – Stadium der Ausbreitung

Aufgrund der bisherigen Krankheitsentwicklung bzw. infolge falscher Behandlung nimmt das erhöhte Dosha weiter zu und läuft jetzt gewissermaßen an seinem bisherigen Ort aus dem Ruder. Damit beginnt die Ausbreitung des Doshas von der Körperregion, in der es bislang war, in weitere Regionen. Um es zu verdeutlichen: Wind erhöht Vata. Eine typische Eigenschaft von Vata ist Trockenheit. Wenn man sich starkem Wind aussetzt, trocknet die Haut aus. Das heißt, in der Haut ist das Vata dann deutlich erhöht. Nachdem die Haut jedoch nicht weiter austrocknen kann, greift Vata auf das nächstgelegene Gewebe über, z. B. auf die Muskeln. Dieser Prozess wird Prasara genannt. In diesem Stadium bewegt sich das Dosha entweder allein oder zusammen mit einem anderen Dosha.

Vata ist das Dosha, das die Bewegung im Körper unterstützt und dafür sorgt, dass das gestörte Dosha (oder mehrere) durch den gesamten Körper kreisen. Das bedeutet in unserem gewählten Beispiel, dass Vata dann auch das bereits angehäufte Vata im Körper verteilt. Vata tritt in diesem Fall sowohl funktionell auf, indem es für die Verbreitung sorgt, aber auch als Krankheitsursache, weil es sich angehäuft hat. In dieser speziellen Konstellation würde die Ausbreitung des gestörten Doshas Vata noch schneller gehen, als wäre beispielsweise Pitta erhöht. Deshalb betrachten wir im Ayurveda von allen möglichen Dosha-Anhäufungen die Anhäufung von Vata als die gefährlichste, weil sich die Krankheit dann aufgrund der Bewegungsqualität und der mit Vata einhergehenden Geschwindigkeit schneller ausbreiten kann.

Wenn das angehäufte Dosha beim Erreichen eines anderen Körperareals, eines Gewebes oder Organs nicht stark genug ist, wird die Krankheit nicht sofort ausbrechen. Das Dosha (in unserem Beispiel Vata) verbleibt zunächst inaktiv in den Srotas, den Körperkanälen, und im Gewebe. Sobald jedoch günstige Umstände eintreten, wird es aktiviert und erzeugt Krankheit.

Das Blut (Rakta) spielt eine wichtige Rolle beim Transport des angereicherten Doshas zu unterschiedlichen Körperregionen.

Diese ersten drei Kriyakala-Stadien sind Stadien, in denen Doshas aktiv sind und sich ein gewisses Unwohlsein (z. B. Kälteempfinden oder Trockenheit) einstellt. Allerdings sprechen wir noch nicht von Krankheit.

Erst die folgenden drei sind die Stadien der Krankheit (Vyadhyavastha). Schreitet die Pathogenese voran und ist die Behandlung ineffektiv, bewegt sich die Krankheit ins nächste Stadium.

4.2.4 Sthanasamsraya – Stadium der örtlichen Manifestierung

In diesem Stadium versucht das zirkulierende Dosha sich in einem oder mehreren Bereichen des Körpers oder sogar im ganzen Körper niederzulassen. Das niedergelassene Dosha wird beginnen, in diesem speziellen Bereich aktiv zu werden. Wenn es sich beispielsweise im Muskelgewebe niederlässt, wird sich die Erkrankung in den Muskeln entwickeln. Ab diesem Stadium sind die Srotas, die Körperkanäle, in den Krankheitsverlauf involviert. Das gestörte Dosha beeinträchtigt die Kanäle und zerstört sie im weiteren Verlauf. Im vierten Stadium beeinträchtigt das gestörte Dosha (oder mehrere) auch die Gewebe, in denen es sich niedergelassen hat. Das würde in unserem gewählten Beispiel bedeuten, dass sich erste Symptome im Muskelgewebe manifestieren. Dadurch wird die Entwicklung einer spezifischen Erkrankung eingeleitet. Weil die Symptome jedoch eher geringfügig, mild ausgeprägt und diffus sind, ist es schwierig, eine klare Diagnose zu stellen, was nur mit langjährigen Erfahrungen möglich ist. Wenn die Pathogenese weiter voranschreitet und die Behandlung ineffektiv ist, erreicht die Krankheit das nächste Stadium.

4.2.5 Vyakti (hier: Krankheit) – Stadium der Krankheitsetablierung

In diesem Stadium manifestiert sich die Krankheit klar und deutlich mit allen klassischen Symptomen (Rupa), und zwar in Abhängigkeit des oder der jeweils verursachenden Doshas. Ist erhöhtes Vata beispielsweise die Ursache von Muskelschmerzen, dann ist der Schmerz eher stechend oder pochend. Ist hingegen ein erhöhtes Pitta ursächlich, dann empfinden die Patienten eher einen brennenden Schmerz. Wurde die Erkrankung hingegen durch zu viel Kapha ausgelöst, ist das Schmerzempfinden eher dumpf. Richtig kompliziert wird es, wenn mehrere Doshas beteiligt sind. Dann kann es passieren, dass die Patienten mal stechende, aber auch brennende oder dumpfe Schmerzen beschreiben, was darauf hindeutet, dass alle drei Doshas involviert sind. Übrigens ist das eher die Regel als die Ausnahme bei chronisch entzündlichen Erkrankungen.

Doch ein geübter Ayurveda-Arzt kann auch bei komplexen Dosha-Beteiligungen eine spezifische Diagnose stellen und ein geeignetes Behandlungskonzept festsetzen. Bleiben wir beim Beispiel der Muskeln. Die Symptome können von Schmerzen über Blockaden bis hin zu Schwellungen reichen. Nachdem ich in diesem Buch auf Entzündungserkrankungen fokussiere, könnte es sich bei unspezifischen Muskelschmerzen um eine Fibromyalgie handeln, die mit den Möglichkeiten der Schulmedizin nicht besonders gut behandelt werden kann.

Kommt es zur Chronifizierung der Erkrankung, wird die Heilung deutlich erschwert (krichrasadya) oder ganz unmöglich.

4.2.6 Bheda – Stadium der Komplikationen

Wenn im fünften Stadium keine angemessene Behandlung stattgefunden hat, verstärken sich die Symptome und es kommt zu Komplikationen. Bei Entzündungen der Muskeln kann das Muskelgewebe beispielsweise atrophieren. Wenn die Krankheit bestehen bleibt, schreitet sie unaufhörlich voran, bis sie schließlich chronisch unheilbar wird.

आयुर्वेद **Zitat aus Ashtanga Hrudaya Sutrasthana**

विकारनामकुशलो न हि जिह्रीयात् कदाचन ।

नहि सर्वविकाराणं नामतोऽस्ति ध्रुवा स्थितिः ॥

„Ein Arzt sollte nicht aufgeben, wenn er die Diagnose der Krankheit mit den vorhandenen klaren Symptomen nicht stellen konnte. Hier sollte die Analyse der gegenwärtigen Zeichen und Symptome und deren Behandlung unter Berücksichtigung der betroffenen Doshas und Gewebe erfolgen."

Dieses Zitat, das einem bedeutenden ayurvedischen Text entstammt, verdeutlicht, warum wir im Ayurveda keine Scheu davor haben, bislang unbekannte Erkrankungen zu behandeln. Wenn wir die in den Krankheitsprozess involvierten Doshas und Dhatus kennen, können wir die Krankheitsursache identifizieren und eine geeignete Behandlungsstrategie entwickeln.
Ashtanga Hrudaya Sutrasthana 12/64

4.3 So entstehen Entzündungskrankheiten

Für das Wort Entzündung gibt es im Ayurveda verschiedene Bezeichnungen, abhängig vom Kontext: Shotha, Shopha, Svayatu, Utsedha und Samhata. Eine der Bedeutungen von Shopha im Amarakosha (einem Klassiker des Ayurveda) lautet: „Das, was sich schnell ausbreitet".

Im Ayurveda wird der Entzündung und der damit assoziierten Schwellung als pathologischem Erscheinungsbild besondere Aufmerksamkeit zuteil. Charakteristisch für Entzündungen sind die Erhabenheit, Ödeme, Schweregefühl und Schmerzen im betroffenen Gewebe. Entzündungen werden sowohl als Krankheit, als Symptom sowie als Komplikation von Krankheiten behandelt.

Die erste Entzündungsreaktion ist in der Regel durch eine erhöhte Entzündungsaktivität gekennzeichnet. Entzündungsfördernde Botenstoffe sorgen dafür, dass viele Immunzellen zum Ort der Entzündung gelangen. Dafür bedarf es einer erhöhten Zufuhr von Gewebeflüssigkeit, was man dann als Schwellung wahrnimmt, sofern es sich um eine oberflächliche Entzündung handelt. Findet die Entzündung hingegen in tiefer gelegenen Gewebeschichten statt, beispielsweise an den Endothelien, also den Innenwänden der Blutgefäße, gibt es auch dort Schwellungen. Allerdings spürt man diese nicht, kann sie aber gut im Ultraschall oder im CT sichtbar machen.

Anschließend kommt es zur Verstopfung der Srotas, wodurch sich die Diffusionsrate von Nährstoffen, Sauerstoff und Abfallprodukten ändert, das heißt, die Gewebe werden schlechter versorgt und der Abfall wird nicht vollständig abtransportiert.

Die Verstopfung der Mikrokanäle wird auf das toxische Abfallprodukt einer unzureichenden Verdauung (Ama) zurückgeführt. Die Rolle von Ama im Entzündungsgeschehen erläutere ich gleich näher.

4.3.1 Zusammenhang von Entzündungen und Krebserkrankungen

Eine wichtige Erkenntnis ist die „gemeinsame Pathologie" von Krebs und metabolischem Syndrom. So fanden Hirsch et al. mehrere Ähnlichkeiten zwischen Gensignaturen für Krebs und Genexpressionssignaturen von entzündlichen, kardiovaskulären und gastrointestinalen Erkrankungen. Viele der bei diesen Erkrankungen identischen Gene regulieren den Fettstoffwechsel und die Cholesterinbiosynthese [1, 2]. Ein wichtiger gemeinsamer Mechanismus beider Erkrankungen ist die chronische Entzündung [3]. Chronische Entzündungen gelten heute als entscheidendes Kennzeichen der Karzinogenese, der Krebsentstehung [4].

Epidemiologische Daten belegen, dass ein hoher Body-Mass-Index (BMI) und Adipositas bei beiden Geschlechtern mit einem erhöhten Risiko für Dickdarmkrebs, Speiseröhrenkrebs, Nierenkrebs, Non-Hodgkin-Lymphom und Multiplem Myelom zusammenhängen. Das Multiple Myelom und das großzellige B-Zell-Lymphom wurden insbesondere mit adipösen Männern in Verbindung gebracht, während Brust- und Gebärmutterhalskrebs gehäuft bei Frauen mit Adipositas beobachtet werden. Tatsächlich sind etwa 30–50 % der durch Brustkrebs verursachten Todesfälle auf Adipositas zurückzuführen. Es besteht ebenfalls ein Zusammenhang zwischen Adipositas und Krebserkrankungen des Verdauungstraktes [5], da Adipositas-assoziierte Hormone und Wachstumsfaktoren zu einem entzündungsfördernden Milieu beitragen, das durch die Interaktion zwischen Tumorzellen der Zellinnenhaut, Zellen des Fettgewebes und Entzündungszellen entsteht [6].

4.3.2 Einfluss der Ernährung auf Entzündungen und Krebs

Auch die Ernährung beeinflusst die Entwicklung des metabolischen Syndroms und die Entstehung von Krebserkrankungen. In zahlreichen Humanstudien wurden bei Personen mit ballaststoffarmer, fettreicher Ernährung erhöhte Werte systemischer Entzündungsmarker festgestellt, darunter hochsensitives C-reaktives Protein (Hs-CRP), Interleukin-6 (IL-6) und TNF-α [7]. Obwohl es mehrere Studien zu den Auswirkungen der Ernährung auf Entzündungsmarker und Krebsrisiko gibt, ist der Einfluss der Verdauung auf das Krebsrisiko noch immer unklar. Studien legen nahe, dass die Darmflora (die durch Ernährung und Verdauung beeinflusst wird) jene Mechanismen beeinflussen kann, die Ernährung und Entzündungen verbinden.

Gestörte Doshas, geschwächte Dhatus und geschwächtes Agni sind Hauptrisikofaktoren, die das Immunsystem schwächen und das Risiko für schwere Erkrankungen erhöhen. Abgesehen von neurodegenerativen Erkrankungen wie Parkinson oder Demenz betrachten wir im Ayurveda Entzündungen als Ursache, als Symptom oder als Komplikation degenerativer Erkrankungen wie Arthrose, grauer Star oder Multiple Sklerose, um nur einige zu nennen. Fettleibigkeit gilt bei Menschen mit entzündlichen Erkrankungen als ungünstige Prognose.

4.4 Ayurveda und stille Entzündung (Silent Inflammation)

Die stille Entzündung ist ein chronischer Entzündungsprozess, der oft unbemerkt bleibt, aber dramatische Folgen für die Gesundheit haben kann. Die stille Entzündung ist nicht so offensichtlich wie eine akute Entzündung, die mit Schwellungen, Rötungen und Schmerzen einhergeht. Es handelt sich um eine völlig andere immunologische Reaktion, bei der eine niedrigschwellige Entzündung z. T. über Jahre vor sich hin schwelt. Stille Entzündungen finden weitestgehend auf zellulärer Ebene statt. Sie befeuern die kontinuierliche Produktion von entzündungsfördernden Botenstoffen, die das Immunsystem ständig aktivieren und irritieren. Im Ayurveda betrachten wir stille Entzündungen als Hauptursache für die Entstehung von Entzündungserkrankungen. Wie Sie im vorherigen Kapitel über das Kriyakala-Konzept lesen konnten, ist der stille Entzündungsprozess in den ersten drei Phasen aktiv, in der die Entzündung selbst noch inaktiv ist. Man könnte sagen, die Entzündung schläft noch. Sobald bestimmte Faktoren zusammenkommen, wird die Entzündung quasi aufgeweckt und entwickelt sich zu einer Erkrankung.

Alle Arten von Entzündungen erhöhen die allgemeine Entzündungsneigung des Körpers und bringen das Immunsystem aus dem Gleichgewicht. Stille Entzündungen können zu folgenden Symptomen führen:

Symptome stiller Entzündungen

- Energiemangel
- Schnelle Erschöpfung und Müdigkeit
- Mitochondriopathie aufgrund von oxidativem Stress und nitrosativem Stress
- Antriebslosigkeit und Depression
- Allergische Reaktionen
- Schlafstörungen und Nachtschweiß
- Infektanfälligkeit
- Schwindel/Benommenheit
- Verdauungsprobleme und Nahrungsmittelunverträglichkeiten
- Hautentzündungen
- Gelenkschmerzen

Krankheiten, die mit stillen Entzündungen einhergehen

Wenn Sie dauerhaft stillen Entzündungen ausgesetzt sind, kann es passieren, dass sich daraus schwere Folgeerkrankungen entwickeln.

Myalgische Enzephalomyelitis/das Chronische Fatigue-Syndrom

- Lungenerkrankungen (Asthma, Allergien, COPD usw.)
- Herz-Kreislauf-Erkrankungen (Arteriosklerose, koronare Herzkrankheit, Herzinfarkt, Schlaganfall usw.)
- Stoffwechselerkrankungen (Diabetes, Übergewicht usw.)
- Magen-Darm-Erkrankungen (Colitis, Morbus Crohn, Unverträglichkeiten, Allergien etc.)
- Chronische Kopf-, Muskel- und Gelenkschmerzen
- Rheumatische Erkrankungen (Arthritis, Fibromyalgie usw.)
- Autoimmunerkrankungen (Multiple Sklerose, systemischer Lupus erythematodes, rheumatoide Arthritis und Hashimoto-Thyreoiditis)
- Neurologische Erkrankungen (Alzheimer, Parkinson usw.)
- Verschiedene Krebsarten
- Long-/Post-COVID-Syndrom
- Rezidivierende Infekte
- Nicht-alkoholische Fettleber (NAFL)
- Psychiatrische Erkrankungen (Depression, Angststörungen, Schlaflosigkeit usw.)

4.4.1 Ama als Ursache stiller Entzündungen

Eine Hauptursache für schleichende Entzündungen und deren Fortschreiten im Körper ist Ama. Das Sanskritwort Ama bedeutet in etwa „ähnlich wie Gift" oder „wirkt ähnlich wie Gift". Aufgrund einer gestörten Verdauung verbleibt nicht vollständig oder schlecht verdaute Nahrung im Magen-Darm-Trakt und führt dort zu Fäulnis und Gärung. Zu Ama gehören all die ungekochten, rohen, unreifen, unverdauten, falsch verstoffwechselten oder falsch oxidierten/verbrannten Nahrungsbestandteile, die infolge gestörter Verdauungsprozesse im Magen entstehen.

Ursachen einer gestörten Verdauung

- Zu wenig oder unzureichende Verdauungsenzyme im Magen (aufgrund anatomischer oder physiologischer Defekte)
- Schlechte Qualität der Verdauungsenzyme
- Fehlfunktion von Magen und Darm (z. B. träge Magen-Darm-Motilität, mangelhafte Nervensteuerung, geschädigte Darmflora usw.)
- Verzehr ungeeigneter, minderwertiger und unverträglicher Lebensmittel
- Ungünstige Essgewohnheiten (zu viel, zu wenig, zur falschen Zeit)
- Ungesunde Gewohnheiten (körperlicher und geistiger Stress)
- Unterdrückung natürlicher Bedürfnisse (z. B. Stuhl- oder Harndrang)
- Schlafstörungen
- Genetische Faktoren
- Einfluss von Infektionserregern, z. B. SARS-Cov-2
- Einfluss bestimmter Medikamente und Impfungen

4.4.2 Die Folgen von Ama für den Körper

Sobald Ama ins Gewebe gelangt, schädigt oder blockiert es zunächst die Mikrokanäle im Gewebe. Aufgrund der daraus resultierenden Unterfunktion des Gewebestoffwechsels werden die Gewebe nicht mehr ausreichend versorgt und es kommt zur Ansammlung von Abfallprodukten und damit zu einer zunehmenden Überlastung der Gewebe mit toxisch wirkenden Substanzen.

Ama gilt als Hauptursache für Stoffwechsel- und degenerative Erkrankungen, indem es stille Entzündungsprozesse fördert, die lange unbemerkt bleiben, weil sie weitestgehend symptomfrei sind. Doch Ama schädigt nicht nur die Mikrokanäle, sondern auch die großen Srotas, etwa den Magen-Darm-Trakt, was den Teufelskreis der Verdauungsproblematik verschärft und letztlich noch mehr Ama hervorbringt. Zudem kann Ama mit Ausscheidungsprodukten wie Stuhl interagieren, wodurch hoch reaktive und toxische Substanzen mit antigenen und entzündungsfördernden Eigenschaften entstehen. Diese spezielle Ama-Variante hat das Potenzial, das Immunsystem zu irritieren, was zu Entzündungen, Autoimmunerkrankungen oder Allergien führen kann.

In diesem Zusammenhang möchte ich Sie auf Forschungsergebnisse hinweisen, die zeigen, dass chronische Entzündungen durch unverdauliche Partikel verursacht werden können [9].

4.4.3 Erkrankungen mit Ama-Beteiligung

Das Verursacherprinzip Ama berücksichtigen wir in der ayurvedischen Praxis bei der Behandlung fast aller entzündlichen Erkrankungen.

Reizdarmsyndrom, Colitis ulcerosa, Adipositas, Hypercholesterinämie, Diabetes mellitus, rheumatoide Arthritis, Fibromyalgie, Schwellungen/Ödeme, Migräne, chronisches Müdigkeitssyndrom, Burn-out-Syndrom und verschiedene Hautkrankheiten wie Schuppenflechte, Neurodermitis, unklare Dermatitis, unklare Ekzeme, Leukodermie sowie psychiatrische und psychosomatische Krankheiten sind nur einige der Krankheiten, die aufgrund einer schwachen Verdauung und eines gestörten Gewebestoffwechsels auftreten können.

Auch die meisten Autoimmunkrankheiten sind auf die Beteiligung von Ama zurückzuführen. Und jetzt wird es noch ein bisschen spannender.

Ama erzeugt nämlich nicht nur Unordnung im Stoffwechsel, indem es die Kanäle und Gewebe schädigt, es kann auch die Doshas durcheinanderbringen, was in der Summe dazu führt, dass alle an der Krankheitsentstehung beteiligten Elemente (Doshas, Dhatus, Srotas, Agni, Malas und Ama) involviert sind. Bei einem solchen multifaktoriellen Geschehen manifestieren sich die o. g. Krankheiten mit einer derartigen Komplexität, dass die Behandlung genaueste Kenntnisse und präzise Analysen erfordert, soll sie zum Erfolg führen. Jetzt verstehen Sie vielleicht auch, warum bei so komplexen Entzündungsprozessen alle drei Doshas beteiligt sein können.

4.4.4 Ama vermeiden und abbauen

Einfache pflanzliche Nahrungsmittel minimieren die Bildung von Ama, während Nahrungsmittel mit hohem Protein- oder Fettgehalt seine Produktion erhöhen. Das liegt daran, dass Fleisch und gereifter Käse schwerer verdaulich sind als reifes Obst und Gemüse und daher oft nur unvollständig verdaut werden. Auch der Verzehr von Nahrungsmitteln, bevor die letzte Mahlzeit restlos verdaut ist, verursacht Ama und kann obendrein die Doshas beeinträchtigen.

Des Weiteren sollte man keine Nahrungsmittel zu sich nehmen, die man nicht verträgt. Nicht jeder verträgt Tomaten, nicht jeder verträgt Kuhmilch und andere wiederum vertragen keine Hülsenfrüchte. Auch die Verdauungssäfte und -enzyme sind individuell verschieden. Im Ayurveda betrachten wir Lebensmittel nicht pauschal als gesund oder ungesund. Je nach Krankheitszustand kann ein supergesundes Gemüse wie grüner Salat durchaus schädlich sein. Eine gute Verdauung ist das A und O, um Ama zu verhindern oder bereits entstandenes Ama abzubauen. Deshalb sind die Stärkung der Verdauung und der vollständige Abbau von Ama die wichtigsten Ziele ayurvedischer Behandlungen. Erst wenn der Körper frei von Ama und der Nirama-Zustand erreicht ist, können wir damit beginnen, die beeinträchtigten Doshas zu behandeln.

Nirama bedeutet Ama-Freiheit.

Reinigungsprogramm der Autophagie

Autophagie ist jener Prozess, bei dem sich Zellen einer Verjüngungskur unterziehen, indem sie beschädigte und verbrauchte Bestandteile zerlegen, abbauen und recyceln. Dieses Programm gewährleistet die Homöostase auf Zellebene und garantiert den Zellen und damit Ihnen, die Sie dieses Buch lesen, ein langes Leben, weil funktionsunfähige Teile ausrangiert werden. Ganz nebenbei hilft Autophagie den Zellen bei der Entgiftung und dem Abbau von Ama.

Damit die Zellen effektiv durchputzen können, sollte man zwischen den Mahlzeiten längere Pausen einhalten. Denn die Autophagie funktioniert dann am besten, wenn es keinen Nachschub an Nahrung gibt. Daher kurbeln Fasten und Intervallfasten die Reparaturleistung der Zellen auch an. Der Grund ist simpel. Wenn die Zellen keinen Nachschub an Nährstoffen kriegen, aber ständig verbrauchtes Zellmaterial erneuern müssen, greifen sie auf alte Zellbestandteile zurück. So gesehen ist Autophagie auch eine Art Notfallprogramm, das dafür sorgt, dass die Körperfunktionen auf Zellebene auch dann reibungslos ablaufen, wenn es nichts zu essen gibt, was in der Geschichte der Menschheit eher die Regel als die Ausnahme war. Wenn Sie also ständig essen, obwohl Sie überhaupt keinen Hunger haben, dann stören Sie nicht nur Ihre Verdauung, sondern auch die Autophagie und ziehen sich eine ganze Reihe von Problemen zu. Das reicht von Müdigkeit bis zu Störungen im Hormonhaushalt.

Aus ayurvedischer Perspektive kann die Autophagie allerdings auch beeinträchtigt werden, wenn die Srotas verstopft oder blockiert sind. Auch zu viel Ama im Zwischenzellgewebe kann den ordnungsgemäßen Ablauf der Autophagie stören.

Ich schildere all diese Details, um Ihnen zu verdeutlichen, warum die Reinigung der Körpergewebe als auch der Srotas so wichtig ist, wenn Sie gesund werden und bleiben wollen.

Ayurveda ist das einzige medizinische System, bei dem die Gewebe im Rahmen einer Panchakarma-Kur effektiv gereinigt werden.

4.5 Vorbeugen ist besser als heilen

Diese Weisheit beherzigen wir im Ayurveda schon seit Jahrtausenden. Prävention ist der Schlüssel zu einem gesunden Leben. Doch leider vernachlässigen viele Menschen diesen Ansatz und treiben Raubbau an ihrem Körper, bis sie schließlich krank werden. Lebensstiländerungen sind schwer umzusetzen und noch schwerer beizubehalten. Auch ich weiß das nur allzu gut. Schließlich sind Gewohnheiten ein vertrauter Teil unseres Lebens, den wir ungern loslassen. Aber Gesundheit ist so wertvoll, dass es sich allemal lohnt, das ein oder andere Laster abzulegen und sich auf Neues einzulassen. Wie Sie sich gesund halten können, erfahren Sie im Abschnitt „Selbsthilfestrategien nach Ayurveda" auf Seite 163.

5. Behandlungsstrategien im Ayurveda

Nachdem wir nicht DIE Krankheit therapieren, sondern DEN einen Menschen mit seinem individuellen Krankheitszustand, ist der Behandlungsansatz ziemlich knifflig. Standardtherapien gibt es im Ayurveda nicht. Es ist nicht unüblich, dass wir für zehn verschiedene Menschen mit einer rheumatoiden Arthritis zehn unterschiedliche Behandlungsprotokolle entwickeln. Die Behandlungen werden weitestgehend in drei Phasen unterteilt.

Die drei Phasen der ayurvedischen Behandlungsstrategie

Phase 1
Ernährungsumstellung, Änderungen im Lebensstil, pflanzliche Medikamente zur Verbesserung des Stoffwechsels sowie zur Linderung von Krankheiten

Phase 2
Panchakarma-Kur, Tiefenreinigung des Gewebes und damit Heilung der Krankheit

Phase 3
Ernährungs- und Lebensstilempfehlungen, pflanzliche Medikamente zur Stabilisierung des Immunsystems

5.1 Phase 1a – Ernährung

Entsprechend der jeweiligen Diagnose gebe ich meinen Patienten genaue Ernährungsempfehlungen. Was ein Mensch essen oder besser nicht essen sollte, hängt u. a. von der Ausprägung der Erkrankung und von den an der Erkrankung beteiligten Doshas ab. Die Doshas werden durch verschiedene Geschmacksrichtungen sowie spezifische Eigenschaften von Lebensmitteln beeinflusst. Menschen mit einer Vata-Problematik profitieren beispielsweise von wärmenden und nährenden Lebensmitteln, während Patienten mit einer Pitta-Problematik kühlende und beruhigende Lebensmittel bevorzugen sollten. Des Weiteren sollte man die Ernährung den Jahreszeiten anpassen, um das Gleichgewicht der Doshas aufrechtzuerhalten. Im Winter sind eher wärmende Gewürze und Suppen zu empfehlen, während im Sommer kühlende und befeuchtende Lebensmittel vorteilhaft sind. Diese grundlegenden Empfehlungen gelten nur für gesunde Menschen. Bei Krankheiten werden Ernährungsempfehlungen an das jeweilige Krankheitsbild angepasst.

5.1.1 Missverständnisse über ayurvedische Ernährung

Über Ernährungsregeln im Ayurveda kursieren so viele Irrtümer, dass ich hier nur die gängigsten aufliste. So ist die ayurvedische Ernährung nicht zwangsläufig vegetarisch, sondern enthält abhängig vom individuellen Krankheitszustand auch Fleisch. Das Fleisch von Schweinen und Kühen empfehlen wir allerdings nicht. Dass indische Gewürze per se gesund sind, ist ein weiterer Irrglaube. Auch das Trinken von Ingwerwasser oder Ingwertee ist nicht zwangsläufig gesund. Ingwer wird nur bei bestimmten Krankheitszuständen empfohlen, in anderen Fällen kann er sogar schaden. Menschen mit Säureproblemen, Reflux oder entzündlichen Erkrankungen des Magen-Darm-Trakts sollten beispielsweise Ingwer meiden.

Ghee (Butterfett oder geklärte Butter) ist ein weiteres Produkt, das als ayurvedisch und gesund bezeichnet wird. Tatsächlich raten wir bei vielen Krankheitszuständen davon ab, Ghee einzunehmen. Wenn Sie beispielsweise unter einer Krankheit leiden, an der Kapha beteiligt ist, so kann die Einnahme von Ghee Kapha zusätzlich erhöhen und die Bildung von Ama, also Stoffwechselgiften, verursachen. Lebensmittel mit der Aufschrift „Ayurveda" sollten Sie eher kritisch betrachten und im Zweifel besser nicht kaufen.

Indisches Essen ist ebenfalls nicht grundsätzlich heilsam, auch wenn es sich dabei um gutes und gesundes Essen handelt. Wäre dem so, hätten wir in Indien keine Kranken. Die ayurvedische Küche unterscheidet sich von der indischen und hat ihre eigenen Gesetze. Leider gibt es eine ganze Reihe von Kochbüchern, die das ignorieren. Deshalb sollten Sie vorsichtig sein und nicht nach einem der Ayurveda-Rezeptbücher kochen, in denen beschrieben wird, was man mit welcher Konstitution essen sollte und was nicht. Auch für den Fall, dass Sie es nicht mehr hören können: Nahrung betrachten wir als heilsame oder krank machende Substanzen. Und deshalb möchte ich Ihnen noch einmal eindringlich ans Herz legen, sich nur von einer erfahrenen Ayurveda-Ärztin empfehlen zu lassen, welche Diät für Sie und Ihren Krankheitszustand die richtige ist.

5.1.2 Allgemeine Ernährungsempfehlungen im Ayurveda

Vor allem bei Erkrankungen des Magen-Darm-Trakts, der Haut sowie bei Autoimmunerkrankungen ist es wichtig, regelmäßig und einigermaßen pünktlich zu essen. Die Einnahme der Hauptmahlzeit empfehlen wir mittags, weil unsere Verdauungsenzyme dann am aktivsten sind. Abends sollte man ein leichtes und qualitativ hochwertiges Essen bevorzugen. Von spätem Essen, so wie das in vielen südlichen Ländern üblich ist, raten wir ausdrücklich ab, weil die

Verdauungsaktivität ebenfalls eine Art Nachtruhe einlegt und aus den nicht verdauten Nahrungsbestandteilen Ama entsteht, von dem Sie bereits wissen, dass es nicht gut für Sie ist. Mit kalten und kohlensäurehaltigen Getränken sollten Sie ebenfalls sparsam umgehen. Sie beeinträchtigen den Verdauungsprozess, was abermals Ama hervorbringt. Wenn Sie zu Verdauungsproblemen neigen, sollten Sie ohnehin eher warmes oder heißes Wasser trinken. Warmes Wasser trinken wir im Ayurveda eigentlich immer. Es kurbelt den Stoffwechsel an, und den wollen wir vor allem in der Phase 1 auf Trab bringen.

Damit Sie nicht den Mut verlieren und das Buch in die Ecke werfen, hier ein kleiner Lichtblick: Die im Rahmen einer ayurvedischen Behandlung festgesetzten Ernährungsempfehlungen können je nach Erkrankung ziemlich strikt ausfallen, aber – und das ist die gute Nachricht – sobald Ihre Symptome nachlassen, versuchen wir die Zügel zu lockern und die Ernährung moderater zu gestalten. Es ist auch nicht ungewöhnlich, wenn Sie während der Behandlung zunächst abnehmen. Das können wir – wenn gewünscht – in einer späteren Phase ausgleichen oder stabilisieren.

आयुर्वेद **Zitat aus Charaka Samhitha Sutrasthana**

आहारसंभवं वस्तु रोगाश्चाहारसंभवाः ।

हिताहितविशेषाच्च विशेषः सुखदुःखयोः ॥

Der Mensch besteht aus Nahrung. Krankheiten auch. Die Besonderheiten von Bekömmlichkeit und Unverträglichkeit verursachen Gesundheit und Krankheit.
Charaka Samhitha Sutrasthana 28/45

Das Wissen um die Bedeutung von Lebensmitteln für Prävention und Behandlung ist von jeher Forschungsgegenstand der ayurvedischen Wissenschaft. Wir beurteilen Lebensmittel nicht nur nach ihrem gesundheitlichen Potenzial. Im Ayurveda berücksichtigen wir auch die Essgewohnheiten und die Art und Weise, wie wir ein Lebensmittel zu uns nehmen.

Kategorien zur Einteilung von Lebensmitteln

Konsistenz
Geschmack
Eigenschaften (z. B. trocken, kalt, schleimig etc.)
Qualität
Kombinierbarkeit

Wenn wir als Ayurveda-Ärzte Ernährungstherapie betreiben, berücksichtigen wir Herkunft, Klassifizierung, ernährungsphysiologische Vorzüge, Nebenwirkungen und therapeutische Indikationen der Lebensmittel, Aspekte, für die wir im Rahmen unserer Ausbildung und Praxiserfahrung ein tiefes Verständnis entwickeln durften.

Einfluss der Ernährung auf das Mikrobiom

Mit der Ernährung können wir auch das Mikrobiom und seine Abläufe beeinflussen. Unsere Darmflora enthält pathogene, gutartige und nützliche Anteile, vorwiegend Bakterien, aber auch Pilze, Hefen und weitere Arten. Überwiegen die pathogenen Anteile, können sich Verdauungsbeschwerden entwickeln, die sowohl akute Erkrankungen oder chronisch-entzündliche Darmerkrankungen hervorrufen. Mithilfe von Lebensmitteln, die auf eine ausgewogene Darmflora abgestimmt sind, sorgen wir für einen gesunden Stoffwechsel.

5.1.3 Die Form der Nahrungsaufnahme beeinflusst die Verdauung

Im Ayurveda teilen wir Nahrungsmittel danach ein, wie sie aufgenommen werden, und zwar in Ashitam (verträgliche Nahrungsmittel), Peetam (Getränke), Leedham (Leckform, z. B. Jogurt) und Khaditam (Kauwaren, z. B. Brot oder Fleisch). Jede dieser Aufnahmeformen initiiert die Produktion bestimmter Enzyme, die wiederum die Verdauung beeinflussen.

Schwere Nahrung wie Fleisch muss sehr gut gekaut werden. Zum einen wird die Nahrung zerkleinert. Zum anderen verbinden sich die zerkleinerten Nahrungsbestandteile mit all jenen Verdauungsenzymen, die im Zuge des Kauprozesses von den Speicheldrüsen produziert werden, darunter Lingual-lipase, Amylase und Musin. Die Nahrung wird gewissermaßen zu einem mit Enzymen durchsetzten Brei eingespeichelt und schon im Mund vorverdaut. Wenn Sie hingegen hastig essen, nicht gut kauen und große Brocken herunterschlucken, ist der erste Teil der Verdauungskette unvollständig. Sie können sich denken, was dann passiert: Die Nahrung wird nicht richtig verdaut und es kommt zur Bildung von Ama. Obendrein können die Doshas beeinträchtigt werden.

Um das zu vermeiden, empfehle ich meinen Patienten, zuerst schwere Speisen zu essen, um so eine ausreichende enzymatische Verdauung zu gewährleisten. Leichtere Kost kann später gegessen werden, da es in der Regel weniger Enzyme bedarf, um sie zu verdauen.

5.1.4 Die richtige Kombination der Lebensmittel

Aus ayurvedischer Sicht bestehen alle Teilchen im Universum aus den fünf Elementen Äther, Luft, Feuer, Wasser und Erde, wobei jeweils eines der Elemente vorherrscht. Daher werden alle Substanzen, einschließlich der Nahrungsmittel und ihrer Bestandteile, von einem Element dominiert.

Die jeweilige Kombination der fünf Elemente in einem Nahrungsmittel sorgt für eine normale Funktion im Körper. Wenn Sie Lebensmittel kombinieren, die nicht zusammenpassen, man könnte auch sagen, die sich nicht vertragen, kommt es aufgrund molekularer Wechselwirkungen zu Funktionsstörungen der Doshas sowie zu Verdauungsstörungen und schließlich zur Bildung von Ama. Ein typisches und vor allem in Deutschland beliebtes Beispiel ist der Frühstücksjoghurt, der mit sauren Obstsorten wie Himbeeren oder Orangen gegessen wird. Solche Kombinationen reizen die Doshas. Nahrungsmittel sowie deren Kombinationen, die den Gewebestoffwechsel stören, den Prozess der Gewebebildung hemmen und Eigenschaften haben, die denen des Gewebes entgegengesetzt sind, werden als Virudhahara bezeichnet.

Klassifizierung von Nahrungsmittelunverträglichkeiten im Ayurveda

Im Ayurveda werden Nahrungsmittelunverträglichkeiten nach Ursache und Herkunft eingeteilt. Hier finden Sie eine Übersicht mit ausführlicher Erläuterung.

Regional basiert: Desha virudha

Lebensmittel, die an einem Ort wachsen, sind für eine Person, die in einer anderen Region lebt, ungeeignet, z. B. der Verzehr von trockenen und scharfen Speisen in trockenen Gebieten, von fettigen und kalten Speisen in sumpfigen Gebieten.

Klimabasiert: Kala virudha

Lebensmittel, die entgegengesetzt zu Klima und Jahreszeit verzehrt werden, z. B. kalte und trockene Speisen im Winter oder scharfe und würzige Speisen im Sommer.

Verdauungsbasiert: Agni virudha

Lebensmittel, die das Agni beeinträchtigen, z. B. der Verzehr schwerer Speisen bei schwacher Verdauungskraft, von leichten Speisen bei ausgeprägter Verdauung.

Mengenbasiert: Matra virudha

Lebensmittel, die mengenabhängig giftig wirken, z. B. die Kombination von Honig und Ghee zu gleichen Teilen.

Individuell basiert: Satmya virudha

Lebensmittel, die im Widerspruch zur gewohnten Ernährungsweise stehen, z. B. süße und kalte Speisen bei jemandem, der an scharfe und würzige Speisen gewöhnt ist.

Dosha-basiert: Dosha Virudha
Lebensmittel, die dem jeweiligen Dosha entgegenwirken.

Zubereitungsbasiert: Sanskar Virudha
Falsche Zubereitung, z. B. gebacken statt gekocht.

Wirksamkeitsbasiert: Veerya Virudha
Kombination verschiedener Veerya-Lebensmittel (warm oder kalt), z. B. unpassende Mischung von Lebensmitteln mit kühlender und wärmender Wirkung.

Verdauungsbasiert: Koshta Virudha
Lebensmittel, die die Verdauungssituation eines Menschen zusätzlich negativ beeinflussen, z. B. Lebensmittel mit abführender Wirkung bei ohnehin weichem Stuhlgang.

Gesundheitsbasiert: Avastha Virudha
Lebensmittel, die einem bestimmten Gesundheitszustand entgegenwirken, z. B. der Verzehr von Vata verstärkenden Lebensmitteln nach körperlicher Betätigung und Anstrengung.

Disziplinbasiert: Krama Virudha
Lebensmittel, die zum falschen Zeitpunkt verzehrt werden, z. B. Essen aus Langeweile oder Frust, obwohl man gar keinen Hunger hat.

Krankheitsbasiert: Parihara Virudha
Lebensmittel, die im Widerspruch zur Krankheitspathologie stehen, z. B. kalte Speisen nach dem Verzehr von Ghee.

Behandlungsbasiert: Upachara virudha
Lebensmittelkombinationen, die für bestimmte Behandlungen ungeeignet sind, z. B. schwere Speisen während Panchakarma-Behandlungen.

Zubereitungsbasiert: Paaka virudha

Lebensmittel, die unsachgemäß zubereitet werden, z. B. zu wenig gegart, zu lange gegart oder beim Garen verbrannt.

Kombinationsbasiert: Samyoga virudha

Unsachgemäße Kombination von Lebensmitteln, z. B. saure Substanzen mit Milch.

Genuss- und geschmacksbasiert: Hridaya virudha

Lebensmittel, die nicht gut schmecken oder als unangenehm empfunden werden.

Qualitätsbasiert: Sampada virudha

Lebensmittel von schlechter Qualität, z. B. nicht gereift oder verfault.

Hygienebasiert: Vidhi virudha

Lebensmittel und zubereitetes Essen, die im öffentlichen Raum verzehrt werden, wie „to go", verstoßen gegen die Regeln der richtigen Ernährung und gelten als unhygienisch.

Moderate Umstellung statt radikaler Änderung

Unverträgliche Nahrungsmittel, an die man sich gewöhnt hat und die man in sehr kleinen Mengen konsumiert, verursachen keine Krankheiten. Wenn Sie beispielweise eine gute Verdauung haben, stark und gesund sind und regelmäßig Sport treiben und fette Speisen eigentlich nicht vertragen, werden diese Ihnen keinen Schaden zufügen, sofern Sie nicht zu oft fett essen. Wenn Sie sich über einen langen Zeitraum hinweg an ungesunde Einflussfaktoren (Speisen, Getränke, Aktivitäten) gewöhnt haben, sollten Sie diese schrittweise ändern. Gleiches gilt für Lebensmittel oder neue Essgewohnheiten, die Sie ebenfalls schrittweise über einen Zeitraum von 1–3 Tagen einführen sollten. Der abrupte Verzicht von Ungesundem und die plötzliche Aufnahme von Gesundem kann Krankheiten auslösen. Im Ayurveda sprechen wir von Satmya (Gewohnt)- und Asatmya (Ungewohnt)-Erkrankungen.

5.1.5 Zubereitungsmethoden im Ayurveda

Zu den Methoden der Lebensmittelzubereitung zählen wir Kochen, Braten, Extrahieren, Fermentieren, Würzen, Einlegen und Konzentrieren. Das Konzept des Kochens hat sich bei uns in Indien vor Tausenden von Jahren unter dem Einfluss des Ayurveda entwickelt. Beim Kochen ging es nicht nur darum, Speisen schmackhafter zu machen, sondern auch Rohkost in eine für die Srotas, die Körperkanäle, verträgliche Form zu bringen, damit diese die Nährstoffe in verschiedene Körperregionen transportieren können. Es fasziniert mich immer wieder, zu sehen, wie gut dieser Prozess funktioniert.

So entstehen die harten Gewebe unseres Körpers, etwa Knochen, aus weichen und flüssigen Nahrungsstoffen, die vom Darm aufgenommen werden.

Die erwähnten Zubereitungsmethoden helfen, Nahrungsmittel für unseren Organismus schmackhaft und verträglich zu machen. Reis wird beispielsweise gekocht, nicht gebacken oder gebraten. Gemüse kann gekocht oder gebacken werden. Gekochtes Gemüse ist allerdings leichter verdaulich. Backen und Dämpfen kann man Lebensmittel, die leicht verdaulich sind.

Der Ernährungs-Knigge im Ayurveda

Versuchen Sie, beim Essen bequem zu sitzen und entspannt zu sein. Ich rate davon ab, dem ungezügelten Verlangen nachzugeben und bei großem Hunger hastig zu essen. Essen Sie in gemäßigtem Tempo, nicht zu langsam und nicht zu schnell. Essen Sie bitte nicht, wenn die zuvor gegessene Nahrung noch nicht verdaut ist. Permanentes Naschen stört Ihre Verdauung. Nach dem Essen ist es empfehlenswert, sich etwas zu bewegen, anstatt sich schlafen zu legen. Leichte Bewegung unterstützt die Enzymproduktion und kurbelt die Verdauung an.

Die idealen Essenszeiten

Frühstück, Mittag- und Abendessen sind die Hauptmahlzeiten. Das Mittagessen kann im Vergleich zum Abendessen üppiger ausfallen. Mittags ist unser Körper aktiv und produziert mehr verdauungsfördernde Enzyme im Magen-Darm-Trakt.

Den ayurvedischen Prinzipien zufolge ist Pachaka Pitta (ein Unterdosha von Pitta; alle Doshas haben je fünf Unterdoshas) jenes Dosha, das sowohl Menge als auch Qualität der im Magen-Darm-Trakt aktiven Verdauungsenzyme umfasst, in der Mittagszeit aufgrund des Sonneneinflusses aktiv. Dies aktiviert das Pitta und beschleunigt die Verdauung. Am Abend ist der Körper nach einem langen und hektischen Arbeitstag hingegen geschwächt und die Verdauungsenzyme fließen langsamer in den Darm. Viele Menschen nehmen ihre Hauptmahlzeit am Abend ein, wovon ich wirklich abraten möchte. Wenn es sich nicht anders einrichten lässt, sollten Sie leichte Speisen anstelle eines fettigen Schweinsbratens bevorzugen und spätestens 3–4 Stunden vor dem Schlafengehen essen.

Das richtige Verhältnis von Nahrung, Wasser und Leerstand im Magen

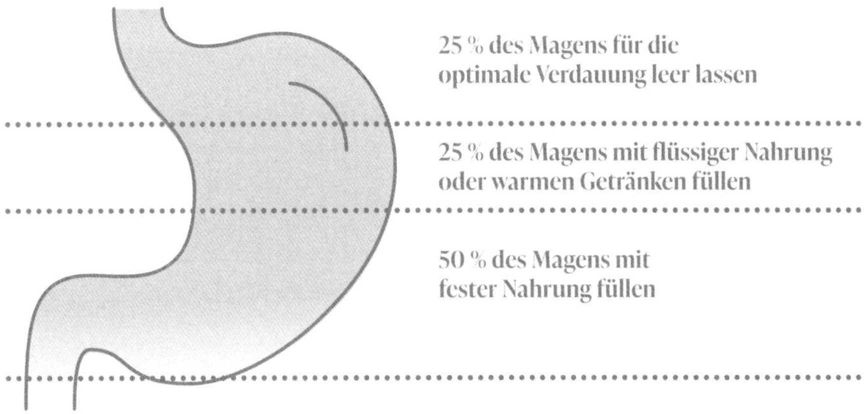

Bewusst essen und genießen

Versuchen Sie immer bewusst zu essen, auf keinen Fall nebenbei, womöglich im Gehen. Man sagt ja, das Auge isst mit. Aber nicht nur Ihre Augen. Indem Sie Geruch, Geschmack und Konsistenz der Nahrung bewusst wahrnehmen, unterstützen Sie Ihre Verdauung. Rezeptoren in Ihren Sinnesorganen sorgen für die Übertragung bestimmter Signale an Ihr Gehirn, das wiederum den Fluss bestimmter Enzyme in Magen und Darm anregt. Die Verdauung beginnt im Mund und ist erst abgeschlossen, wenn alle Abfallstoffe ausgeschieden sind.

Einfluss von Emotionen auf die Verdauung

Dass unsere Emotionen und unser Verhalten die Verdauung beeinflussen, wird auch durch neuere Forschungsergebnisse unterstützt. Grundlage ist die Interaktion zwischen Gehirn und Darm, die sogenannte Darm-Hirn-Achse. Das zentrale Nervensystem (ZNS) und das enterische Nervensystem (ENS) kommunizieren unentwegt miteinander. Stress und negative Emotionen können die Darm-Hirn-Achse durcheinanderbringen und u. a. Störungen der Magen-Darm-Bewegungen (was mit Darmträgheit oder zu schneller Verdauung einhergehen kann) auslösen und die Sekretion der Verdauungsenzyme beeinträchtigen. Im Umkehrschluss können Irritationen im ENS unsere Emotionen steuern und schlechte Laune oder Reizbarkeit verursachen.

5.1.6 Kochen ist bekömmlicher als Rohkost

Im Westen herrscht die allgemeine Auffassung, dass Rohkost eine gute Vitaminquelle ist und dass beim Kochen Vitamine und Mineralstoffe verloren gehen. Die Verdauung roher Substanzen erfordert allerdings ein gutes Agni.

Der Stoffwechsel beruht auf den drei Agni: Jataragni, Bhootagni und Dhatwagni. Jataragni sorgt für die Verdauung der Nahrung, Bhootagni für die Absorption, also die Aufnahme in den Körper, und Dhatwagni für die Assimilation, sprich die Verstoffwechselung in den Geweben zur Energieversorgung der Zellen.

Ist auch nur eine der drei Agni-Ebenen gestört, können die Nahrungsbestandteile nicht ordnungsgemäß verstoffwechselt werden, und es kommt zur Bildung von Ama, also genau jenen entzündungsfördernden Giftstoffen, die wir im Ayurveda zu vermeiden suchen.

So, und jetzt kommen wir noch einmal zur Rohkost: Wenn Ihr Stoffwechsel nicht wie am Schnürchen läuft, nützen Ihnen all die Vitamine und Mineralien nichts, weil Sie gar nicht dort ankommen, wo sie gebraucht werden. Zu allem Übel gammeln die rohen Karotten und Salate in Ihrem Magen-Darm-Trakt vor sich hin und produzieren fleißig Ama. Deshalb empfehle ich Ihnen, Gemüse zu kochen und auch kein rohes Getreide zu essen, etwa im Müsli - der Deutschen allerliebstes Frühstück. Bereiten Sie sich stattdessen einen Brei zu, ein Porridge. Das ist viel bekömmlicher. Kochen erleichtert Verdauung, Absorption und Assimilation der Nahrungsbestandteile. Zwar können kleinere Mengen an Vitaminen durch den Kochprozess verloren gehen. Dafür werden die verbliebenen Vitamine vollständig vom Körper aufgenommen. In dem Fall gilt: Weniger ist besser als gar nichts.

Zudem hat Rohkost Sheeta Veerya (Kältepotenz) und erzeugt Kälte im Körper, wodurch die Enzymfunktionen im Magen eingeschränkt werden. Kalte Substanzen versuchen immer, die Poren zu verengen, durch die die Verdauungsenzyme in den Magen-Darm-Trakt gelangen.

5.1.7 Nahrung beeinflusst Emotionen und Verhaltensweisen

Dass Stress und negative Emotionen Ihre Verdauung beeinflussen, hatte ich bereits dargelegt. Auch Lebensmittel können Ihre Psyche beeinträchtigen. Es gibt Nahrungsmittel, die sich positiv, und andere, die sich eher negativ auf den Geist auswirken und sogar Geisteskrankheiten hervorrufen können.

Im Ayurveda wird der Geist von drei Faktoren beeinflusst: Satwa, Rajas und Thamas. Satwa ist ein stabiler und gesunder Geisteszustand. Rajas und Thamas sind hingegen abnorme Geisteszustände. Rajas ist ein Geist, der von Aggression, Manipulation, krimineller Energie und anderen negativen Neigungen geprägt ist. Thamas ist ein träger, fauler und introvertierter Geisteszustand. Bestimmte Nahrungsmittel beeinflussen diese Zustände. Deshalb ist die richtige Ernährung vor allem bei Menschen mit psychischen oder psychosomatischen Erkrankungen so wichtig.

Die Kunst der ayurvedischen Ernährungstherapie liegt im logischen Einsatz von Nahrungsmitteln entsprechend dem individuellen Zustand von Körper und Geist. In der folgenden Tabelle habe ich typische Nahrungsmittel zusammengestellt, die die geistigen Funktionen beeinflussen.

Wünschenwerte Ernährung (Pathyahara)	Verbotene Nahrung (Apathyahara)
• Gerste, Reis, Weizen • Ghee, Milch • Palmzucker, Honig • trockener Ingwer, Blattgemüse, Mungbohnen • klares Wasser	• scharf, sauer, durchdringend, stark gewürzt • Alkohol, Fleisch, geronnene Milch, Sesam, Knoblauch, Senf und andere Gewürze, die sehr intensiv sind. • Vermieden werden sollte Nahrung, die aufgewärmt, trocken oder übermäßig gesalzen ist.

5.1.8 Fasten – Upavasa

Fasten ist ein uraltes Konzept in der Traditionellen Indischen Medizin. Die Veden beschreiben Fasten als Reinigungsmethode, die die spirituelle Entwicklung der Menschen unterstützen soll. Die in den Veden dargelegten Systeme harmonisieren die biologischen Rhythmen des Menschen mit den Zyklen der Natur, sprich: Der Mikrokosmos (Mensch) wird auf den Makrokosmos (Welt außerhalb des Menschen) abgestimmt. Einer der grundlegendsten Rhythmen der Natur lässt sich in den Mondphasen beobachten. Wie Sie vielleicht wissen, werden die Gezeiten, also Ebbe und Flut, vom Mond beeinflusst, wobei an Vollmond und an Neumond der Einfluss am stärksten ist. Diese Mondphasen wirken sich auch auf körperliche Funktionen aus, vor allem auf den Stoffwechsel. Daher basieren die ayurvedischen Fastensysteme auf den verschiedenen Phasen der Mondaktivität.

Fasten nach den Mondphasen

Der monatliche Mondzyklus umfasst zwei Phasen von je 15 Tagen. Die erste Phase wird als weißes Vierzehntagefest oder Shuklapaksh bezeichnet. Am 15. Tag ist Vollmond bzw. Poornima.

Die nächsten 15 Tage werden als schwarzes Vierzehntagefest oder Krishnapaksh bezeichnet. Am 15. Tag herrscht Neumond oder Amavasya, und es ist vollständig dunkel, d. h. der Mond ist nicht zu sehen. Die im Ayurveda festgelegten Fastentage werden nach der Intensität des Mondeinflusses während dieser zwei Phasen berechnet.

Einer der wichtigsten Fastentage ist Ekadasi, was der elfte Tag bedeutet. Ekadasi findet zweimal im Monat statt, am elften Tag nach Neumond und am elften Tag nach Vollmond. Laut Skanda Purana, einem historischen Werk mit großem Einfluss auf hinduistische Rituale und Traditionen, dient Fasten an Ekadasi als vorbeugende Medizin. Am meisten wird während der drei Monsunmonate gefastet, weil die Qualität der Lebensmittel infolge der feuchten Wetterverhältnisse nachlässt und die Verdauung ungünstig beeinflusst wird.

Die wichtigsten und beliebtesten Fastenzeiten sind Purnima (Vollmond) und Amavasya (Mondlosigkeit).

An Buddha Purnima (Mai/Juni) fasten die Anhänger Buddhas. Guru Purnima wiederum ist ein Fest, an dem alle Schüler ihren Gurus huldigen. Maha Shivaratri, das im März stattfindet, ist besonders bedeutsam, weil es die dunkelste Nacht des Jahres sein soll.

So verschieden die Fastentage sind, so verschieden sind die Fastenarten. Isst man nur am Nachmittag, sprechen wir von Eka Bhukta. Einmaliges Essen am Abend heißt Nakta Vrata. Als Upavasa bezeichnen wir den kompletten Verzicht auf Nahrung oder den Verzehr von geringen Mengen an Obst.

Die tiefe Bedeutung des Fastens für Körper und Geist

Diese verschiedenen Systeme wurden entwickelt, um alle Menschen in die Lage zu versetzen, ihr individuelles Bewusstsein zu überwinden und schließlich die wahre Essenz des Lebens zu erfahren. Regelmäßiges Fasten wird in den alten Schriften empfohlen, um den physischen und feinstofflichen Körper mit dem gesamten Kosmos in Einklang zu bringen und so ein dauerhaftes Gleichgewicht in allen Lebensbereichen zu erlangen.

Fasten hilft uns, den ruhigen und friedlichen Geisteszustand Sattwa zu erreichen und den Geist aufnahmefähiger zu machen. Die Yoga-Sutras des Weisen Patanjali umfassen acht Hauptglieder, von denen das fünfte Glied, Pratyahara, wörtlich „Kontrolle der Nahrung" bedeutet. Das Fasten des indischen Führers Mahatma Gandhi wurde berühmt, weil er es als politische Waffe einsetzte.

Gestörte Doshas, vor allem im Magen, beeinträchtigen die Verdauung und fördern die Bildung von Ama. Zusammen blockieren diese Faktoren die Körperkanäle, was letztlich Krankheiten auslöst. Während des Fastens werden die Verdauungsorgane deutlich entlastet. Dadurch wird die Verdauung bzw. der Abbau von Stoffwechselgiften erleichtert, Verdauungsenzyme werden angeregt, der Gewebestoffwechsel aktiviert und Blockaden in den Körperkanälen gelöst. Darüber hinaus unterstützt Fasten die Anpassung an körperliche Veränderungen während saisonaler Schwankungen, etwa beim Übergang vom kalten Winter in die warme Zeit des Frühlings oder vom warmen Sommer in den kühlen Herbst.

Wir empfehlen Fastenbehandlungen sowohl im Rahmen präventiver als auch kurativer Therapien. Vorbeugend stärkt Fasten den Stoffwechsel und unterstützt dadurch die Abwehrkräfte des Körpers. Kurativ fördert Fasten den Heilungsprozess und beschleunigt die Genesung. Im Ayurveda fasten wir übrigens nicht wie in der europäischen Tradition für sieben Tage oder länger.

Regulierung der Doshas durch Fasten

Fasten hilft, Pitta und Kapha zu regulieren. Es korrigiert Pitta, indem es die Sekretion von Verdauungsenzymen fördert, so die Verdauung anregt, um einen effektiven Zellstoffwechsel zu gewährleisten. Diese Faktoren verbessern die thermoregulatorischen Funktionen des Körpers, also Abkühlung durch Schwitzen und Erwärmung durch gute Durchblutung. Das optimiert wiederum die richtige Ausdehnung der Körperkanäle, um letztlich die ordnungsgemäße Zufuhr von Nährstoffen sowie den Abtransport von Abfallstoffen zu gewährleisten.

Fasten korrigiert Kapha, indem es Pitta anregt, was wiederum die effektive Verdauung von Kapha-Substanz ermöglicht, Blockaden im Kapha-Fluss löst und so das kalte und träge System stimuliert. Zusätzlich wird der Abbau von Stoffwechselabfällen (Autophagie), von überschüssigem Schleim und Fett, angeregt.

Fasten lindert Krankheiten, die durch einen gestörten Stoffwechsel verursacht werden. Dazu zählen:

- einfache Verdauungsstörungen
- Fieber
- Diabetes
- hohe Cholesterinwerte
- Adipositas
- Reizdarmsyndrom
- Hautkrankheiten
- rheumatoide Arthritis
- Fibromyalgie
- Wucherungen und Tumore
- psychische Probleme wie Depressionen

Bezogen auf die aufgeführten Krankheiten ist Fasten nur dann sinnvoll, wenn Pitta erhöht und Kapha reduziert werden soll. Gehen die gleichen Erkrankungen, also Diabetes oder Reizdarm, mit einer Vata-Dominanz oder einem gesteigerten Pitta- und einem niedrigen Kapha-Spiegel einher, ist Fasten kontraindiziert. Fasten empfehle ich vor allem, wenn die Verdauung oder die Produktion von Verdauungsenzymen vorsichtig und sanft angeregt werden soll. Das gilt vor allem bei Kapha-Überschuss.

Fasten im Rahmen der Panchakarma-Behandlungen

Auch wenn ich die Reinigungsbehandlungen der Panchakarma-Kur erst ein paar Seiten später ausführlich behandeln werde, muss ich an dieser Stelle etwas vorgreifen und auf die Bedeutung des Fastens eingehen.

Im Zuge des Reinigungsprozesses während einer Panchakarma-Kur, bei dem Giftstoffe und Zellbestandteile nach inneren und äußeren Anwendungen aus dem Körper ausgeschieden werden, fungiert Fasten als Heiltherapie.

Die fünf Reinigungsbehandlungen umfassen herbeigeführtes Erbrechen, herbeigeführtes Abführen, Einläufe mit Öl oder Dekokt, Nasenreinigung und Aderlass. Wenn beispielsweise ein Patient abführt, dann ist es ratsam, zu warten, bis der Patient wieder guten Appetit hat. Erst dann sollte er essen. Diese Pause kann einen Tag oder länger dauern. Und genau diese Wartezeit bezeichnen wir als Fasten im Panchakarma.

Nachdem sich der Verdauungstrakt während des Reinigungsprozesses verändert hat und die Verdauung beeinträchtigt ist, sollte nach den o. g. Reinigungsbehandlungen keine normale Kost aufgenommen werden. Ein auf dem Fastenbrechen basierender behutsamer Kostaufbau erhöht die sauren und alkalischen Sekrete in Magen und Darm ganz allmählich, während ein zu schneller/plötzlicher Anstieg dieser Sekrete die Schleimhaut und das Verdauungssystem schädigen würde.

Aus der Ayurveda-Praxis

Ernährungsprogramm zur Wiederherstellung der Verdauung nach Reinigungsbehandlungen und in Abhängigkeit vom individuellen Appetit

Dünne Reissuppe: Peya (Glukose)

Diese flüssigkeitsreiche, leicht verdauliche Speise wird nach Zugabe von Reis zu Wasser im Verhältnis 1:14 intensiv gekocht. Durch das Zerfallen des Reises während des Kochens entsteht eine wässrige Konsistenz. Diese glukosereiche und leichte Speise wird warm eingenommen und kann unzerkaut verzehrt werden. Sie ist ideal bei geringem Appetit.

Dicke Reissuppe: Vilepi (Kohlenhydrate)

Diese Suppe hat eine halbfeste Konsistenz. Sie wird durch Zugabe von Reis zu Wasser im Verhältnis 1:4 gekocht. Da diese Speise Reispartikel enthält, muss sie gekaut werden. Die Suppe ist reich an Kohlenhydraten und kann warm eingenommen werden, wenn der Appetit zunimmt.

Pflanzenproteinsuppe: Akrta Yushav (pflanzliche Proteine)

45 g getrocknete Mungbohnen über Nacht in Wasser einweichen, dann gut abtropfen lassen und einige Minuten in einer trockenen Pfanne leicht rösten. 14-mal so viel Wasser (620 ml) hinzufügen und unter gelegentlichem Rühren kochen, bis ein homogener Brei entsteht. Dies ist eine einfache Mahlzeit auf Pflanzenproteinbasis und wird warm serviert, sobald der Appetit weiter zunimmt.

Pflanzenproteinsuppe mit Fett: Krta Yusha (pflanzliche Proteine und Fett)

Die Pflanzenproteinsuppe wird nach dem gleichen Verfahren wie oben beschrieben mit grünen Mungbohnen zubereitet und mit einer Prise Salz sowie einem Esslöffel Ghee (geklärte Butter) vermischt. Diese Suppe ist reichhaltiger als die oben beschriebene Mahlzeit und wird warm serviert, sobald der Appetit noch weiter ansteigt.

Fleischsuppe: Akrta Mamsarasa (tierische Proteine)

Um tierisches Protein in die Ernährung aufzunehmen, wird Ziegenfleisch zu einer Suppe gekocht und warm serviert, sobald der Appetit noch ein bisschen besser geworden ist.

Fleischsuppe mit Fett: Krita Mamsarasa (tierische Proteine und Fett)

Der Fleischsuppe werden jetzt zusätzlich Salz und Ghee zugefügt. Diese Mahlzeit stellt die reichhaltigste Mahlzeit in diesem Ernährungsplan dar, da sie eine Kombination aus komplexen Nährstoffen – tierischen Proteinen und Fett – enthält. Zur besseren Verdauung wird diese Suppe warm verabreicht.

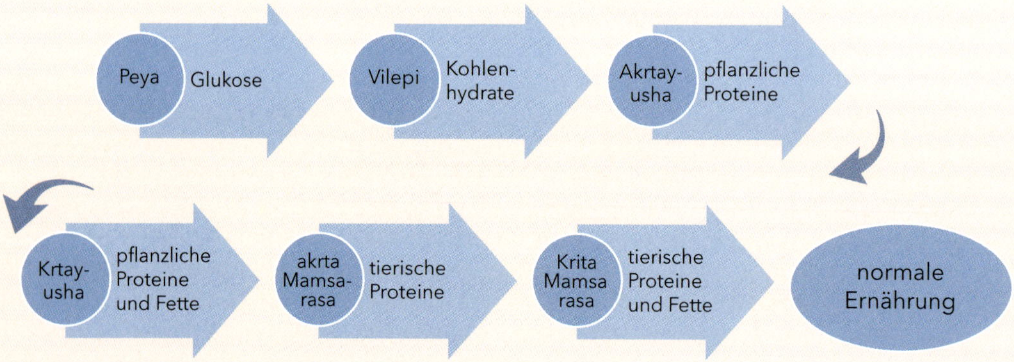

Erläuterung zum Ernährungsplan

Sie können die Vorgehensweise durchaus mit dem Fastenbrechen vergleichen, bei dem Sie den Magen-Darm-Trakt auch allmählich auf die erneute Aufnahme von Nahrung vorbereiten müssen. Mein empfohlener Ernährungsplan beeinflusst die Bildung und Sekretion der Verdauungssäfte so, dass die Verdauungsorgane keinen Schaden nehmen.

Dünne Reissuppe ist flüssig und leicht verdaulich und geht nur mit einer geringen Ausschüttung an Salzsäure (Magensäure) einher. Dicke Reissuppe hat hingegen eine halbfeste Konsistenz und braucht schon mehr Verdauungsenzyme, obwohl es sich in beiden Fällen um dasselbe Getreide handelt. Die Pflanzenproteinsuppe auf Mungbohnenbasis wird zunächst in der leichten Form verabreicht. Anschließend werden Fette hinzugefügt, um die Gallensekretion anzuregen. Nachdem die Verdauungsenzyme für Kohlenhydrate und Fette ausgeschüttet wurden und die Schleimhaut gut vorbereitet ist, wird die Suppe im nächsten Schritt mit Fleisch (proteinreich) serviert. Diese ist schwerer verdaulich, da sie mehr Enzyme und Salzsäure für die Verdauung benötigt. So wird die Verdauung ganz langsam wieder aufgebaut.

Zusammenhang von Fastendauer und Konstitution

Beim Fasten sollte die individuelle Konstitution berücksichtigt werden, sofern der Schwerpunkt auf Prävention liegt. Manche Menschen fasten über 10, 15 oder 20 Tage und andere sogar noch länger, ohne Rücksicht auf ihre individuelle Konstitution zu nehmen. Keine gute Idee! Menschen mit Vata-Konstitution sollten beispielsweise nicht über mehrere Tage fasten, da Vata durch Trockenheit gekennzeichnet ist und Trockenheit die Abmagerung erhöht.

Längeres Fasten kann Vata schädigen, was zu Angst, Nervosität und Schwäche führen kann. Die gleiche Einschränkung bzgl. der Fastendauer gilt auch für Menschen mit Pitta-Konstitution, da längeres Fasten Pitta verstärkt, was Wut, Hass, Sodbrennen und Schwindel auslösen kann. Menschen mit Kapha-Konstitution können hingegen längere Fastenzeiten einhalten. Sie profitieren davon und empfinden mehr Leichtigkeit, größere Aufmerksamkeit, das Erwachen von Bewusstsein, Klarheit und Verständnis.

5.1.9 Gewürze

Steigende Gesundheitskosten und der allgemeine Wunsch, möglichst lange gesund zu bleiben, haben den Fokus der Gesundheitswissenschaften auf Ernährung, Phytonährstoffe, Krankheitsprävention und Gesundheitsförderung gelenkt. Biomoleküle in Pflanzen spielen eine entscheidende Rolle bei der Erhaltung und Förderung der Gesundheit. In asiatischen Ländern, insbesondere in Indien, China, Japan und Korea, ist es Teil der Kultur, Lebensmitteln und Pflanzenbestandteilen heilende Eigenschaften zuzuschreiben. Phytochemikalien in Gewürzen, vor allem sekundäre Pflanzenstoffe, die hauptsächlich dem Schutz der Pflanzen vor Fressfeinden, Pilzen, Krankheitserregern sowie Umwelteinflüssen wie Feuchtigkeit oder UV-Strahlung dienen, gelten mittlerweile als Vitamine des 21. Jahrhunderts.

Historischen Schriften können wir entnehmen, dass Kräuter und Gewürze bereits im alten Ägypten sowie in Asien als Arzneimittel verwendet wurden. Die alten Römer und Griechen nutzten sie zur Konservierung von Lebensmitteln. Zur Zeit des Mittelalters waren Kräuter und Spezereien auch in unseren europäischen Breitengraden beliebt, etwa zum Würzen und Konservieren von Nahrungsmitteln, aber auch als Medizin. In den Büchern der Klostermedizin finden wir Heilpflanzen und ihre Anwendung dokumentiert. Indien, wo Gewürze aufgrund der klimatisch günstigen Bedingungen gut gedeihen, hat eine lange Tradition in der Nutzung von Heilpflanzen zur Behandlung unterschiedlicher Krankheiten.

Inhaltsstoffe von Gewürzen

Gewürze bestehen aus getrockneten Samen, Früchten, Wurzeln, Rinden oder Blüten einer Pflanze oder aus Kräutern, die in kleinen Mengen als Geschmacksstoff, Farbstoff oder als Konservierungsmittel genutzt werden. Sie enthalten eine Vielzahl chemisch aktiver Verbindungen, die ihnen Geschmack, Duft und Farbe verleihen. Die meisten Gewürze verdanken ihre Aromen flüchtigen Ölen, Fettölen und kleinen Mengen an Harzen, die wir als Harzöle bezeichnen. Vermutlich ist nicht eine einzelne Verbindung für das Aroma verantwortlich, vielmehr entstehen die Aromen aus einer Mischung verschiedener Verbindungen in unterschiedlichen Mengen wie etwa Alkoholen, Phenolen, Estern, Terpenen, organischen Säuren, Harzen, Alkaloiden und Schwefelverbindungen. Neben diesen aromatisierenden Bestandteilen enthalten Gewürzpflanzen Eiweiße, Kohlenhydrate, Fasern, Mineralien, Gerbstoffe oder Polyphenole.

Indien – Land der Gewürze

Aufgrund der enormen Vielfalt landwirtschaftlicher Regionen und klimatischer Bedingungen können wir auf dem indischen Subkontinent sehr viele verschiedene Gewürzarten anbauen. Diesen Standortbedingungen verdankt Indien auch den liebevollen Beinamen „Land der Gewürze".

Während in der Klimazone Kaschmirs im Norden der kostbare Safran prächtig gedeiht, reifen im tropischen Klima des Südens schwarzer Pfeffer, der „König der Gewürze", sowie Kardamom, auch als „Königin der Gewürze" bezeichnet. Die meisten und wichtigsten Gewürzpflanzen wachsen in meiner Heimat Kerala im äußersten Südwesten Indiens.

Neben schwarzem Pfeffer und Kardamom sind das Ingwer, Kurkuma, Nelken, Tamarinde, Muskatnuss und Mazisblüte. 95 % der Gewürzproduktion Keralas entfallen auf Pfeffer, Kardamom, Ingwer und Kurkuma, die in die ganze Welt exportiert werden. Den Daten des Bureau of Indian Standards zufolge werden in Indien 63 Gewürze angebaut. Allerdings hat das Spices Board der indischen Regierung nur 52 Gewürze registriert. Die Internationale Organisation für Standardisierung (ISO) zählt hingegen 70 Gewürze und Würzmittel. Wer auch immer recht haben mag, es sind sehr viele Gewürze, von denen wir auch in der ayurvedischen Medizin profitieren.

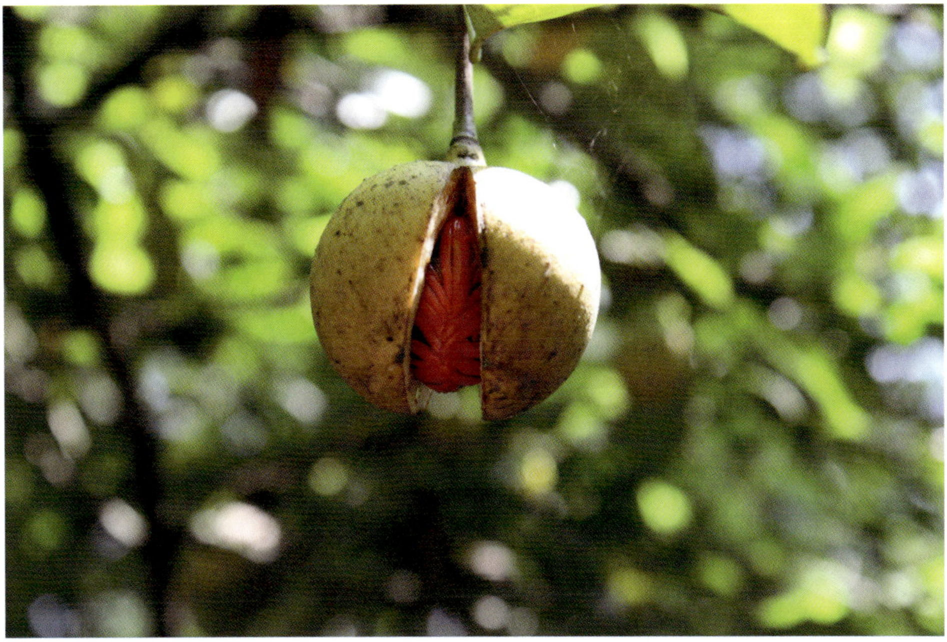

Lange bevor die moderne Ernährungsmedizin entstand, war man sich im Ayurveda der Bedeutung von Ernährung für die menschliche Gesundheit und bei der Behandlung von Krankheiten bewusst. Ernährung wird in der Traditionellen Indischen Medizin (TIM) nach Beschaffenheit, Geschmack, Eigenschaften, Qualität, Verträglichkeit und Unverträglichkeit eingeteilt. Ärztinnen und Ärzte, die diese Heilkunst anwenden, sollten ein umfangreiches Verständnis für Nahrungsmittel haben, ihrer Herkunft, ihrer korrekten Einteilung, ihres ernährungsphysiologischen Wertes, ihrer Nebenwirkungen sowie ihrer therapeutischen Indikationen, sprich: bei welchem Patienten in welchem Krankheitsstadium welche Pflanze, welches Nahrungsmittel ideal sind. Ernährung nach der Traditionellen Indischen Medizin ist nicht gleichbedeutend mit vegetarischer Kost. Wir empfehlen jedoch eine ausgewogene Diät aus Kohlenhydraten, Eiweißen und Fetten.

Bedürfnisgerechte Ernährung

„Der Mensch ist, was er isst." Dieses Zitat des Philosophen Ludwig Feuerbach kann auch als ein Grundsatz der Traditionellen Indischen Medizin betrachtet werden. Wer gesund bleiben will, sollte wissen, was, wann, wie und wie viel man essen sollte. Im Ayurveda vertrauen wir darauf, dass der einzelne Mensch am besten weiß, was seinem Körper und seinem Geist zum jeweiligen Zeitpunkt und in der jeweiligen Situation guttut. Ein weiterer Grundsatz der TIM lautet: „Es gibt nichts auf der Welt, das nicht Arznei oder Lebensmittel ist."

Erst das Zusammenwirken verschiedener Faktoren führt dazu, dass man etwas nicht verträgt. Eine bestimmte Pflanze kann für den einen unverträglich und für den anderen bekömmlich, ja sogar gesund sein. Deshalb versuchen wir, Menschen dazu anzuregen, sich die Bedürfnisse ihres Körpers bewusst zu machen. Hunger, Appetit, aber auch Appetitlosigkeit, Abneigungen gegen bestimmte Lebensmittel, das Bedürfnis nach Ruhe oder Bewegung – all das sind Regungen Ihres Körpers, mit denen er signalisiert, was er gerade braucht, um Ihnen weiterhin dienlich sein zu können. Wer die Sprache des Körpers versteht, läuft auch nicht Gefahr, Abhängigkeiten oder anderen ungesunden Gewohnheiten zu verfallen, womit ich zu einem weiteren Grundsatz der TIM komme: Ganz gleich wie gut ein Stoff, eine Substanz auch sein mag: Im Überfluss kann sie schaden. Oder, um es mit der Weisheit des Volksmundes zu sagen: „Die Dosis macht das Gift."

Gewürze fördern die Verdauung

Vielleicht waren auch Sie bislang davon überzeugt, Gewürze dienten ausschließlich der geschmacklichen Optimierung und Veredelung des Essens. Damit liegen Sie nicht ganz falsch, schließlich soll das Essen gut riechen und gut schmecken. So weit, so gut. Doch Gewürze fördern auch die Verdauung, und zwar ganz erheblich. Das jahrtausendealte Wissen um ihre verdauungsfördernde Wirkung nutzen wir im Ayurveda für die Zubereitung von Arzneimitteln, mit denen wir Verdauungsstörungen behandeln. In jüngerer Zeit wurden diese Erfahrungen durch wissenschaftlich fundierte Experimente untermauert.

So zeigten Studien, dass Gewürze die Ausschüttung von Gallensäuren erhöhen, die eine entscheidende Rolle bei der Absorption und Verdauung von Fetten spielen. Werden sie zusammen mit der Nahrung aufgenommen, stimulieren viele Gewürze wichtige Verdauungsenzyme wie Pankreaslipase (wichtig für die Fettverdauung), Amylase (wichtig für die Verdauung von Kohlenhydraten) und verschiedene Proteinasen (wichtig für die Verdauung von Proteinen). Einige in Studien untersuchte Gewürze zeigten auch einen positiven Effekt auf N-terminale Enzyme (wichtig für die Verdauung von Proteinen) der Dünndarmschleimhaut.

Durch die Stimulierung all dieser Verdauungssäfte wurde in besagten Studien eine kürzere Passagezeit im Verdauungstrakt beobachtet. Die verdauungsfördernde Wirkung von Gewürzen scheint im Wesentlichen auf zwei Wirkmechanismen zu beruhen: Zum einen wird die Leber zur Freisetzung gallensäurereicher Gallenflüssigkeit angeregt, Substanzen, die eine maßgebliche Rolle bei der Absorption und Verdauung von Fetten spielen. Zum anderen erhöhen Gewürze die Aktivität von Verdauungsenzymen, die im Pankreas und im Darm ausgeschüttet werden.

Dadurch wird der Verdauungsprozess beschleunigt, was im Ergebnis die Passagezeit der Nahrung im Darm verkürzt. Das bedeutet auch, dass schnell und gut verarbeitete Nahrungsbestandteile keinen Nährboden für Fäulnis, Gärung und die Bildung von Ama bilden. Verdauung gut, alles gut!

Gewürze als Immunbooster

In der TIM wird erwähnt, dass der regelmäßige Gebrauch vieler Gewürze die Immunabwehr verbessert und zur Beseitigung diverser chronischer und immunsuppressiver Erkrankungen beiträgt.

Bei Erkrankungen wie Heuschnupfen, Sinusitis, Schilddrüsenfunktionsstörungen, Bluthochdruck, Magen-Darm-Erkrankungen, Diabetes, Stoffwechselerkrankungen sowie einigen psychiatrischen und psychosomatischen Erkrankungen können sich die Heilungschancen durch den täglichen Gebrauch besonderer Gewürze verbessern. Bei richtigem Einsatz – darin stimmen die historischen Erfahrungen und die wissenschaftliche Forschung überein – können Gewürze unsere Gesundheit aktiv fördern.

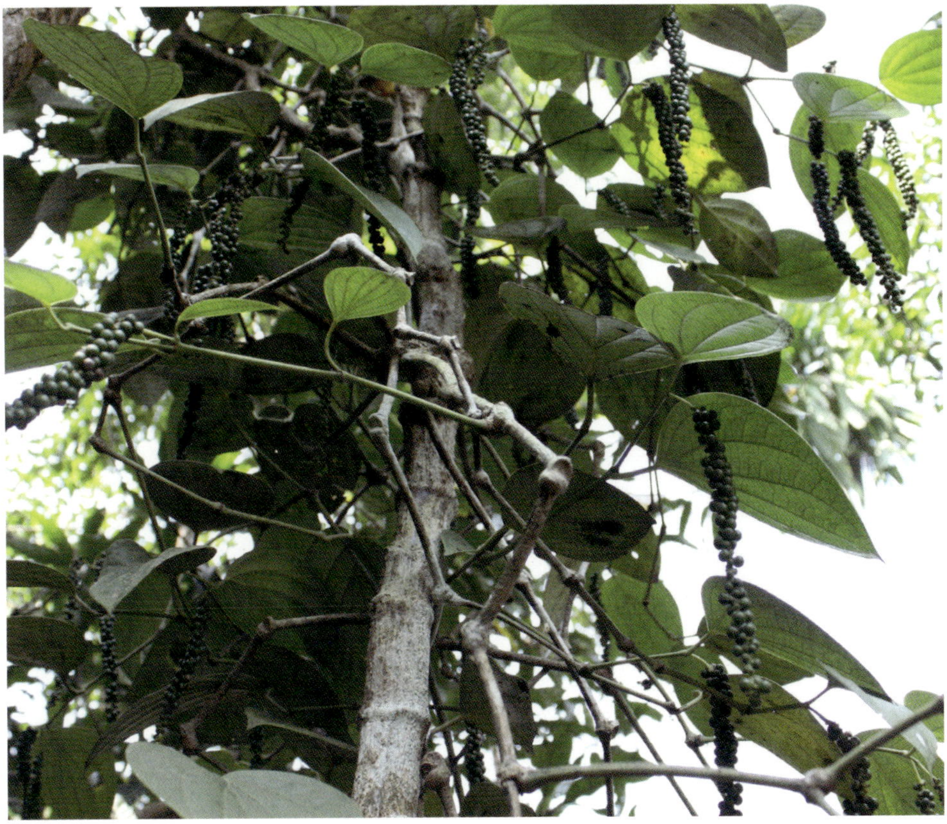

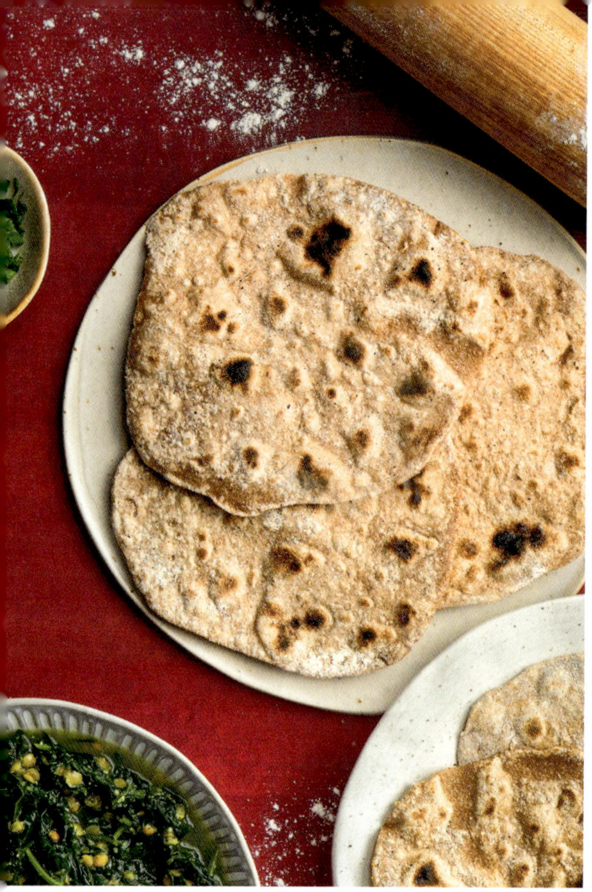
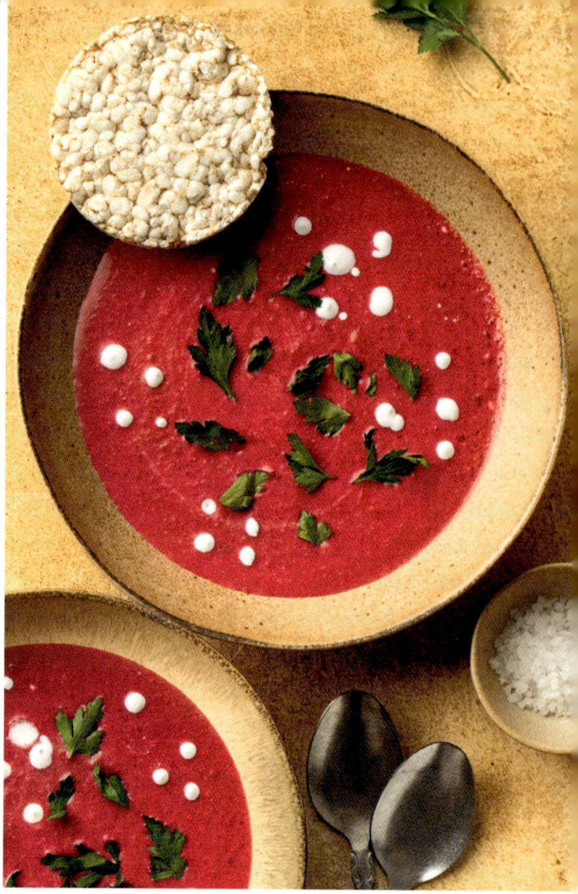
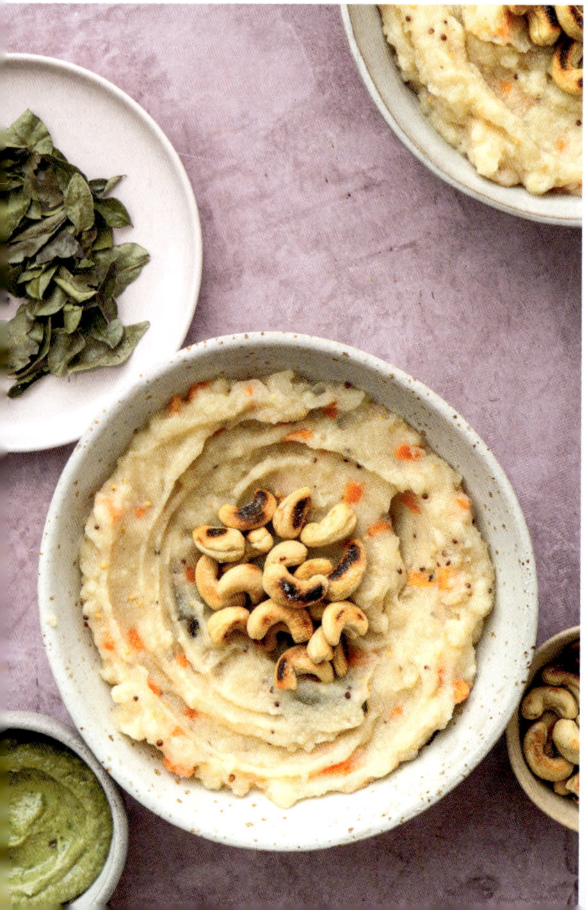
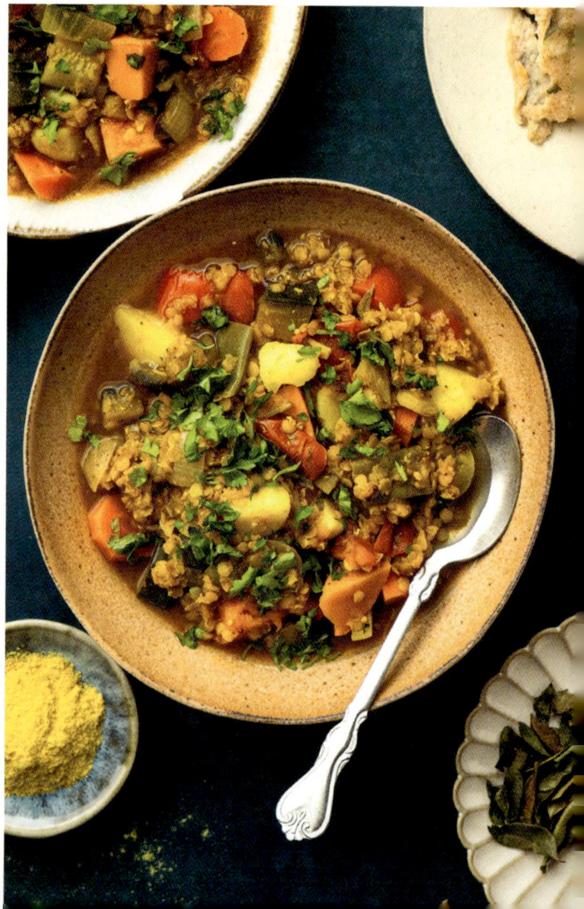

Ayurvedische Speisen und deren Zubereitung

Im Folgenden finden Sie 50 verschiedene Rezepte, die Sie in Ihre Küche integrieren können. Wie Sie bereits wissen, sind Ernährungsempfehlungen im Ayurveda immer individuell und orientieren sich am jeweiligen Krankheitszustand. Daher haben wir die Rezepte nicht individualisiert, was im Rahmen eines solchen Buches ohnehin nicht machbar wäre. Wir haben diese Rezepte für Sie zusammengestellt, weil sie mild und leicht verdaulich sind. Wenn Sie von Ihrem Arzt eine Ernährungsempfehlung erhalten haben, in der bestimmte Zutaten nicht empfohlen werden, dann vermeiden Sie bitte die entsprechenden Rezepte und Zutaten, auf die das zutrifft. Bleiben Sie auch nicht bei einem Rezept. Sie sollten je nach individueller Konstitution bzw. entsprechend Ihrer Erkrankung unterschiedliche Rezepte nutzen. Es ist grundsätzlich nicht gut, sich zu einseitig zu ernähren.

Wenn Sie eines der Gerichte nicht vertragen, dann sehen Sie bitte davon ab. Es ist gut möglich, dass es nicht zu Ihrer Konstitution oder Ihrem Krankheitsbild passt. Ziehen Sie bei Fragen und Unverträglichkeiten Ihren Ayurveda-Arzt zurate.

Sie sollten sich bewusst sein, dass die Zubereitung indischer Gerichte etwas zeitaufwendig ist und Geduld erfordert, da der Vorgang komplex ist. Wenn Sie die Gerichte entsprechend den Beschreibungen zubereiten, werden Sie die positive Wirkung auf Magen und Darm und letztlich auf Ihre Gesundheit spüren.

Guten Appetit!

Rezeptübersicht

Porridge, Brei und Pudding

Pfannkuchen, Brot und Sandwiches

Suppen

Currys

Weitere Gemüsegerichte

Snacks und Chutneys

Rava Dosa

Grieß-Pfannkuchen

Für 2 Portionen

100 g Hartweizengrieß
50 g Weizen-Vollkornmehl
1 TL Kreuzkümmelsamen
Salz nach Bedarf
1 kleine Zwiebel (25 g)
10 g Ingwer
5 g Korianderblätter
1 EL flüssiges Ghee

Grieß, Weizen-Vollkornmehl, Kreuzkümmelsamen und etwas Salz in einer Schüssel verrühren. So viel Wasser unter Rühren hinzugießen, bis eine buttermilchähnliche Konsistenz entstanden ist. Abgedeckt 10 Minuten stehen lassen.

In der Zwischenzeit die Zwiebel schälen und fein hacken. Den Ingwer schälen und ebenfalls fein hacken. Die Korianderblätter waschen und abtropfen lassen.

Zwiebel, Ingwer und Korianderblätter zum Teig geben und unterrühren.

Eine große Pfanne mit mindestens 28 cm Durchmesser erhitzen. Etwas Ghee hineingeben und in der Pfanne verteilen. Etwa 100 ml Teig hineingießen. Die Pfanne schwenken, damit sich der Teig gut verteilt.

Wenn die Oberfläche trocken wird, etwas Ghee darauf verteilen. Wenn der Pfannkuchen eine goldene Farbe annimmt herausnehmen und zweimal in der Mitte falten. Mit dem restlichen Teig und dem restlichen Ghee ebenso verfahren.

Tipp

Die Pfannkuchen schmecken besonders gut zu Sambar (s. S. 101) oder mit Chutneys, wie dem Thenga Chutney (s. S. 140), dem Manga Chutney (s. S. 140) oder dem Malli Chutney (s. S. 140). Sie schmecken aber auch gut mit etwas Honig oder Marmelade.

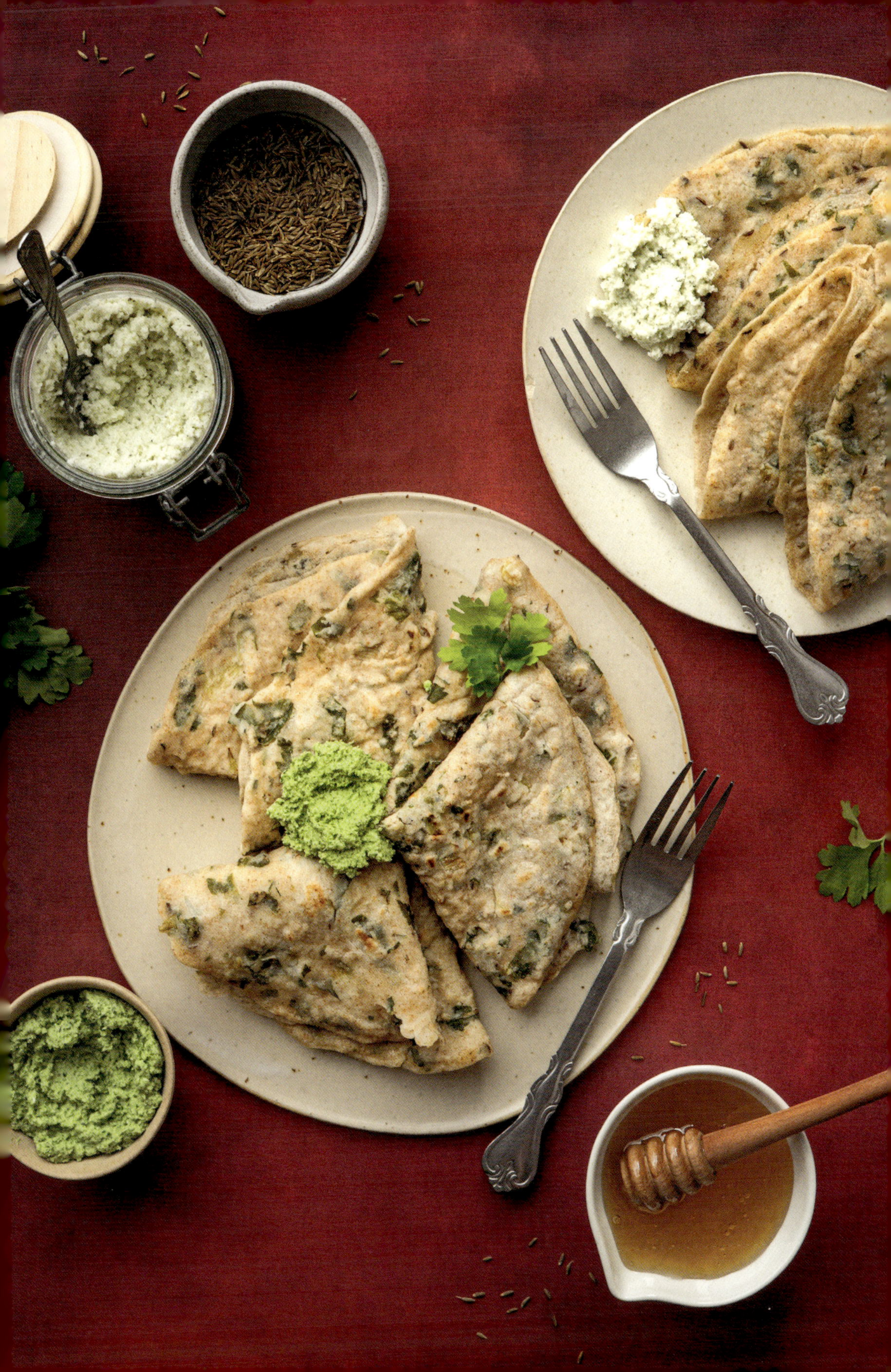

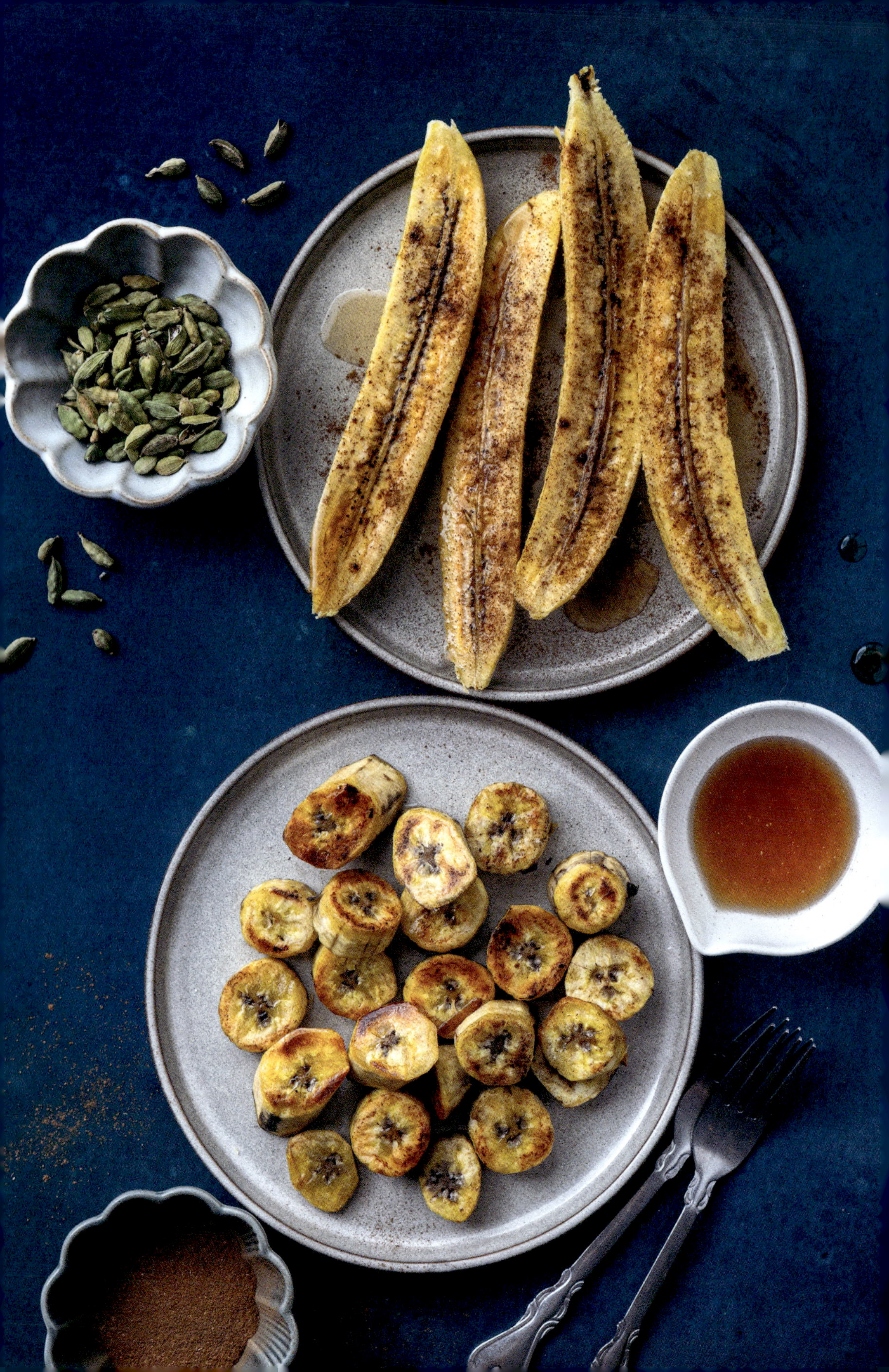

Ethapazham Puzhungiyathu

Kochbananen-Gericht

Für 2 Portionen

2 Kochbananen (gut gereift mit schwarzen Flecken auf der Schale)
2 TL flüssiges Ghee
¼ TL gemahlener Kardamom oder Zimtpulver

Die Bananen mit Schale in einer Pfanne mit wenig Wasser dünsten, bis sie weich sind. Herausnehmen und die Schalen entfernen.

Die Bananen quer halbieren, auf Teller verteilen und auf der Schnittseite mit flüssigem Ghee bestreichen. Mit Kardamom oder Zimt bestäuben und servieren.

Tipp

Wer mag, beträufelt die Bananen noch mit Honig oder mit weiterem Ghee.

Ethapazham Neyyil vaattiyathu

Gebratene Kochbananen

Für 2 Portionen

2 Kochbananen (gut gereift mit schwarzen Flecken auf der Schale)
1 EL Ghee

Die Bananenschale entfernen und die Bananen in 2 cm dicke Scheiben schneiden.

Das Ghee in eine Pfanne geben und erhitzen. Alle Bananenstücke hinzugeben, abdecken und bei mittlerer Hitze 2 Minuten braten.

Den Deckel abnehmen, die Bananenstücke wenden und weitere 2 Minuten braten, bis sie goldbraun sind.

Gothambu Dosa

Weizen-Vollkornpfannkuchen

Für 2 Portionen

1 kleine Zwiebel (20 g)
250 g Weizen-Vollkornmehl
1 Prise Asant (Asafoetida)
Salz nach Geschmack
10 g Ghee

Außerdem:
flüssiges Ghee zum Beträufeln

Die Zwiebel schälen und fein hacken. Das Mehl in eine Schüssel sieben. Dann so viel Wasser hinzugießen, bis der Teig in der Konsistenz einem Crêpeteig ähnelt. Die Zwiebel mit Asant und etwas Salz hinzugeben.

Etwas Ghee in einer beschichteten Pfanne erhitzen und darin verteilen. Wenn die Pfanne richtig heiß ist, 4 Esslöffel Teig hineingeben. Darin verteilen und auf beiden Seiten backen, dabei jede Seite mit etwas Ghee beträufeln.

Den Pfannkuchen herausnehmen und mit dem restlichen Teig und dem restlichen Ghee weitere Pfannkuchen auf dieselbe Weise backen, bis die Zutaten aufgebraucht sind.

Tipp

Die Pfannkuchen schmecken besonders gut zu Sambar (s. S. 101) oder zusammen mit Chutneys, zum Beispiel dem Manga Chutney (s. S. 141), dem Malli Chutney (s. S. 141) oder dem Avacado Chutney (s. S. 142). Sie schmecken aber auch gut mit etwas Honig oder Marmelade.

Ragi Porridge
Hirse-Porridge

Für 2 Portionen

- 1 Zwiebel (50 g)
- 1 kleine Karotte (50 g)
- 1 EL Ghee
- ½ TL braune Senfsamen
- 1 Prise Asant (Asafoetida)
- 10 frische oder getrocknete Curryblätter
- Salz nach Geschmack
- 6 EL Hirsemehl
- 75 ml Kokosmilch

Zwiebel und Karotte schälen und beides fein hacken.

Ghee in ein heißes Kadai oder in eine Pfanne gießen und gut erhitzen. Die Senfsamen hineingeben. Wenn sie anfangen zu knacken, Asafoetida, Curryblätter, Zwiebel, Karotte und Salz hinzufügen.

Einige Sekunden unter Rühren weiterbraten, dann das Hirsemehl hinzufügen. Einige Sekunden unter Rühren weiterbraten, dann die Kokosmilch dazugießen. Alles gut verrühren und anschließend 150 ml Wasser dazugießen.

Unter Rühren aufkochen und so lange köcheln lassen, bis eine breiartige Konsistenz erreicht ist. Nach Belieben kann noch etwas mehr Wasser hinzugefügt werden. Das Porridge auf Schalen verteilen und servieren.

Tipp

Das Porridge kann zum Beispiel mit etwas Marmelade oder Honig serviert werden.

Pachakkari Rotti

Gemüse-Sandwich

Für 2 Portionen

- 1 kleine Zwiebel (25 g)
- 5 g Ingwer
- 1 kleine Karotte (50 g)
- 1 kleine Kartoffel (50 g)
- 1 TL Olivenöl
- ¼ TL Kurkumapulver
- 10 g grüne Erbsen (frisch oder TK)
- ½ kleine Avocado
- 5 g Korianderblätter
- 2 Vollkornbrötchen oder 4 Vollkornbrotscheiben

Zwiebel, Ingwer, Karotte und Kartoffel schälen. Zwiebel und Ingwer fein hacken. Karotte und Kartoffel würfeln.

Das Olivenöl in einer Pfanne erhitzen und die Zwiebel mit dem Ingwer darin anbraten, bis der rohe Geruch verschwunden ist. Dann Kurkuma hinzufügen.

Karotten- und Kartoffelwürfel mit den Erbsen hinzufügen. Etwas Wasser hinzugießen und den Deckel auflegen. So lange dünsten, bis das Gemüse weich ist.

Das Avocado-Fruchtfleisch aus der Schale heben und zum Gemüse geben. Zusammen mit dem Gemüse grob zerdrücken.

Die Korianderblätter fein hacken und unter die Gemüsemischung rühren. Vollkornbrötchen längs aufschneiden, mit der Gemüsemischung füllen und wieder zusammenklappen.

Tipp

Sehr gut schmecken dazu Chutneys, zum Beispiel das Thenga Chutney (s. S. 140), das Manga Chutney (s. S. 141), das Malli Chutney (s. S. 141) und das Avacado Chutney (s. S. 142).

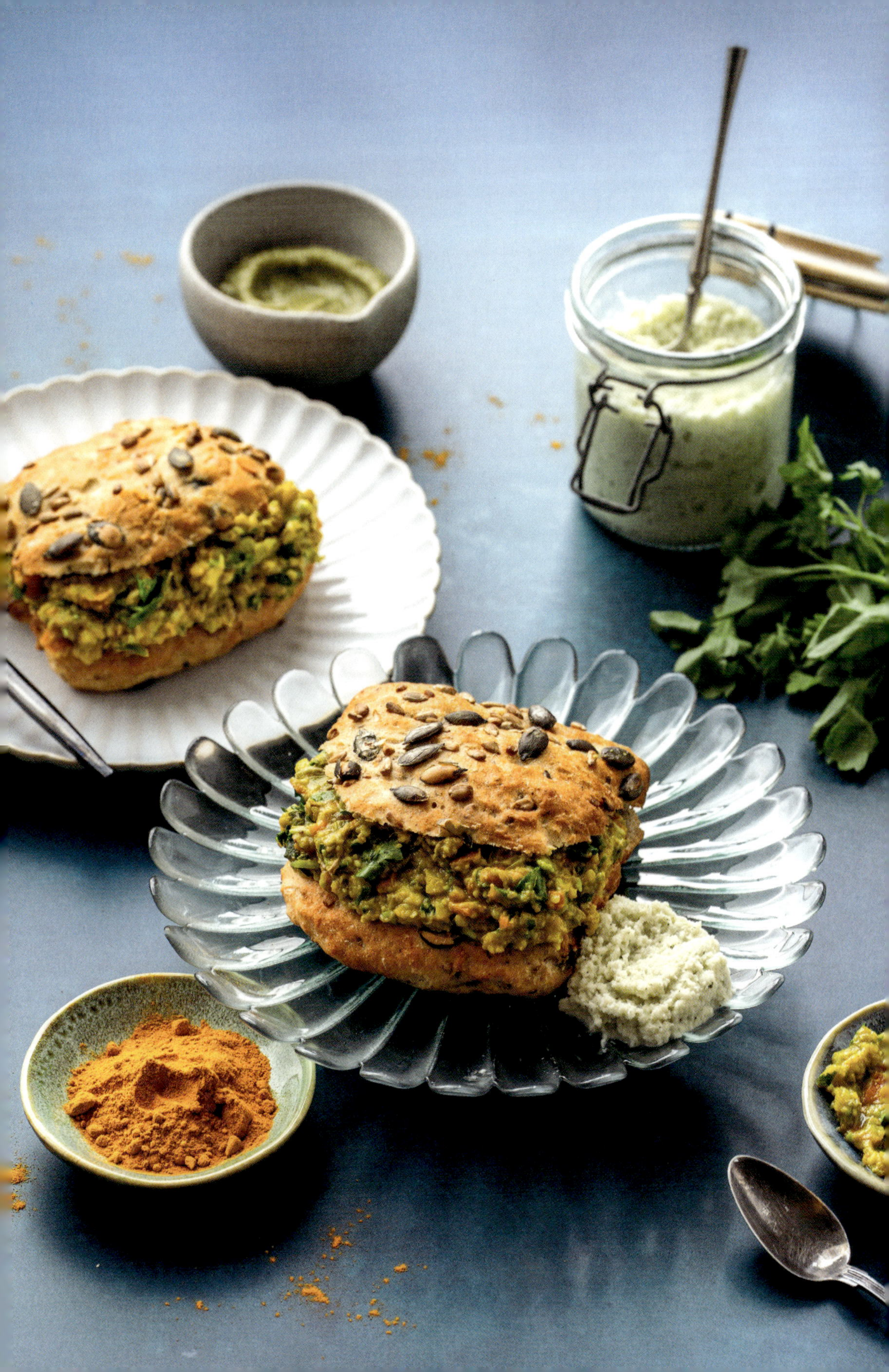

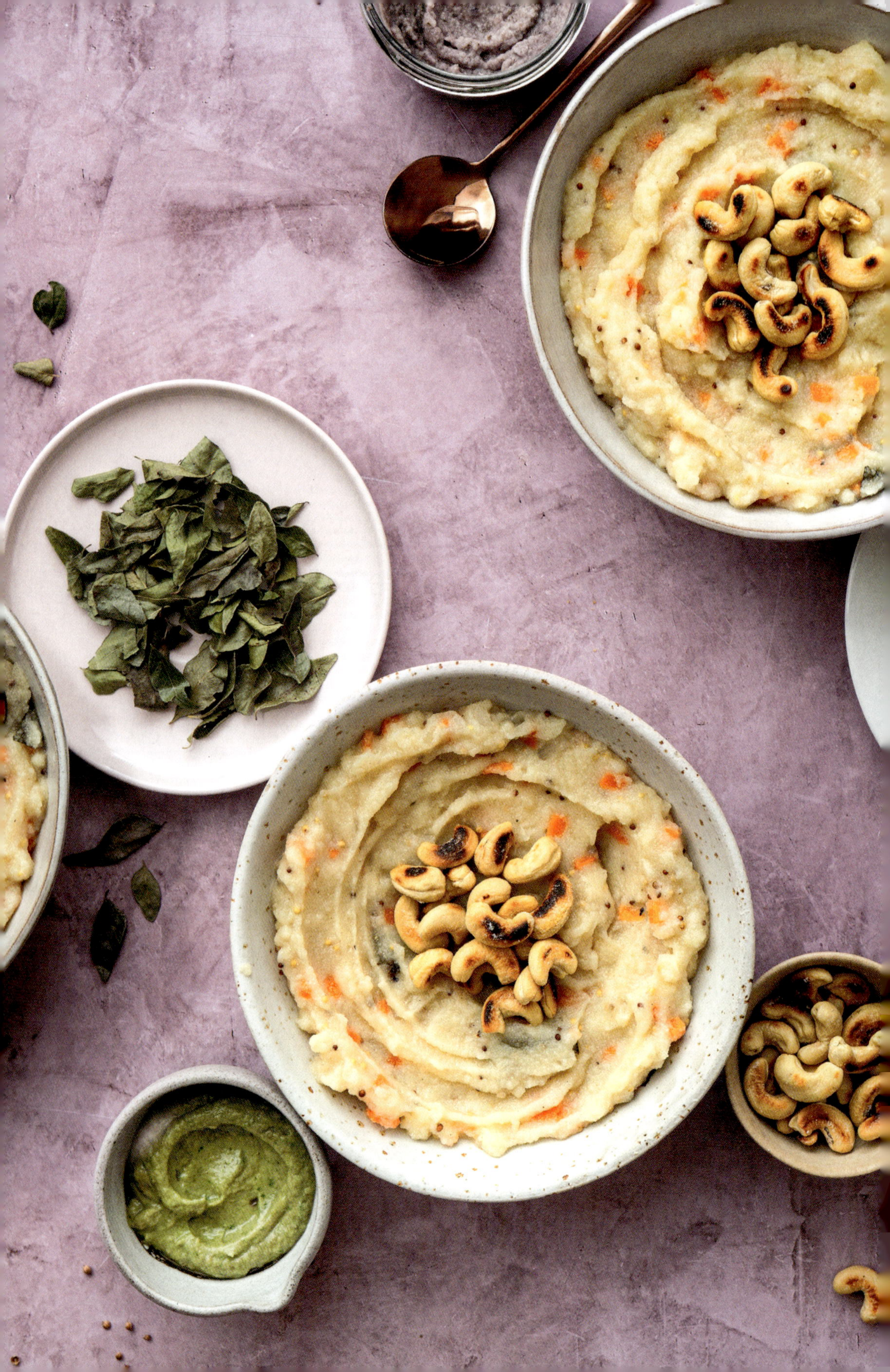

Upma

Gemüse-Grießbrei

Für 2 Portionen

- 1 kleine Karotte (50 g)
- 10 g Ingwer
- 2–3 Schalotten (50 g)
- 150 g Hartweizengrieß
- 1 ½ EL Ghee
- 10 Cashewkerne
- 1 TL braune Senfsamen
- 10 frische oder getrocknete Curryblätter
- Salz nach Geschmack

Die Karotte schälen und klein hacken. Ingwer schälen und fein hacken. Die Schalotten schälen und ebenfalls fein hacken.

Grieß in einer Pfanne rösten, dabei häufig umrühren. Wenn der Grieß duftet und trocken und etwas knusprig aussieht, in eine Schale umfüllen und beiseitestellen. Der Grieß soll nicht bräunen.

1 Esslöffel Ghee in der Pfanne erhitzen und die Cashewkerne darin goldbraun braten, anschließend in eine Schale füllen und erst einmal beiseitestellen.

Die Senfsamen in das verbliebene Ghee geben, bis sie anfangen zu knacken. Schalotten und Ingwer hinzugeben und so lange braten, bis sie leicht bräunen.

Curryblätter und Karottenstückchen dazugeben und gut untermischen, dann 450 ml Wasser mit etwas Salz dazugeben. Alles aufkochen, dann die Hitze reduzieren und den Grieß nach und nach unter ständigem Rühren dazugeben. So lange weiterrühren, bis das Wasser vollständig vom Grieß aufgenommen wurde.

Die Pfanne vom Herd nehmen und abgedeckt 5 Minuten ruhen lassen. Dann anrichten und mit Cashewkernen garniert servieren.

Tipp

Sehr gut schmecken dazu Chutneys, zum Beispiel das Ulli Chutney (s. S. 140), das Thenga Chutney (s. S. 140), das Manga Chutney (s. S. 141), das Malli Chutney (s. S. 141) und das Avacado Chutney (s. S. 142).

Rava Appam
Kokos-Grieß-Pfannkuchen

Für 2 Portionen

- 50 g Kokosraspel
- 300 g Hartweizengrieß
- 50 ml Kokosmilch oder Wasser
- 1 EL Palmzucker
- ¼ TL Salz nach Geschmack
- 1 EL Kokosöl

Die Kokosraspel in eine Schale geben und mit Wasser bedecken. 10 Minuten einweichen, dann in ein Sieb abgießen und in eine Schüssel füllen.

Grieß, Kokosmilch oder Wasser, Palmzucker und Salz ebenfalls in die Schüssel geben. Die Zutaten mit der Hand vermischen und dabei so viel Wasser zugießen, bis ein dicker Teig entstanden ist. Er sollte von der Konsistenz etwas dicker als Reibekuchenteig sein. Abgedeckt 10 Minuten ruhen lassen.

Etwas Kokosöl in einer warmen Pfanne verteilen und 5 Esslöffel des Teigs in die Mitte der Pfanne geben. Den Teig mithilfe eines Kochlöffels gleichmäßig zu einem pizzadicken runden Fladen drücken. Abdecken und bei mittlerer Hitze so lange backen, bis die Oberseite trocken aussieht. Mithilfe eines Tellers wenden und von der anderen Seite genauso backen, bis er auf beiden Seiten goldbraun ist. Mit etwas Kokosöl beträufeln.

Aus dem restlichen Teig weitere Pfannkuchen backen und die Pfannkuchen zum Beispiel mit Chutney, etwas Honig oder Marmelade servieren.

Tipp

Sehr gut schmecken dazu Chutneys, zum Beispiel das Ulli Chutney (s. S. 140), das Thenga Chutney (s. S. 140), das Manga Chutney (s. S. 141), das Malli Chutney (s. S. 141) und das Avacado Chutney (s. S. 142).

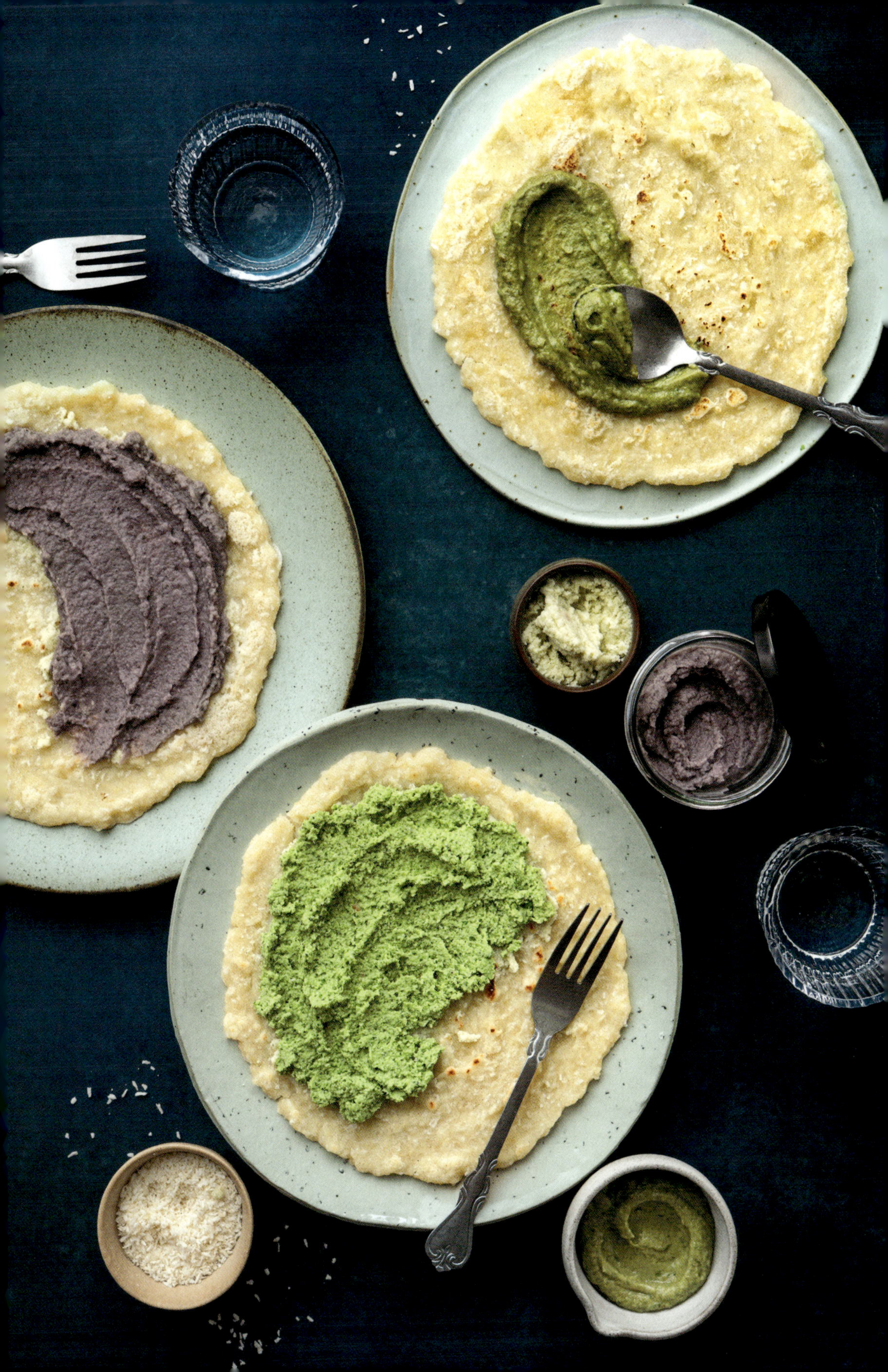

Neer Dosa

Reis-Pfannkuchen

Für 2 Portionen

250 g Basmatireis
150 ml Kokosmilch
10 ml Ghee
½ TL Kreuzkümmelsamen
Salz nach Geschmack

Außerdem:
Kokosnuss-Chutney zum Servieren

Den Reis in ein Sieb geben und unter fließendem Wasser gründlich waschen. Dann in eine Schüssel geben, gut mit Wasser bedecken und über Nacht einweichen.

Den eingeweichten Reis in ein Sieb abschütten und das überschüssige Wasser abtropfen lassen. Den Reis in einen Standmixer geben, Kokosmilch und zerstoßenen Kreuzkümmel hinzugeben und alles fein pürieren. So viel Wasser darunterrühren, bis seine Konsistenz ähnlich wie bei einem Crêpeteig ist.

Etwas Ghee in einer flachen, antihaftbeschichteten Pfanne erhitzen. 4 Esslöffel Teig in die Pfanne geben, die Pfanne etwas schwenken, sodass sich der Teig verteilt, dann abdecken. So lange backen, bis die Oberfläche trocken ist. Dann herausnehmen und zweimal zu Vierteln falten. Mit dem restlichen Ghee und dem restlichen Teig weitere Pfannkuchen backen. Mit Kokosnuss-Chutney servieren.

Tipp

Die Pfannkuchen sind eine schöne Ergänzung zum Sambar (s. S. 101). Dazu schmecken verschiedene Chutneys sehr gut, zum Beispiel das Thenga Chutney (s. S. 140), das Manga Chutney (s. S. 141), das Malli Chutney (s. S. 141) und das Avacado Chutney (s. S. 142).

Apple Oats Kuttu

Apfel-Haferbrei

Für 2 Portionen

½ Apfel
400 ml Mandelmilch
100 g kernige Haferflocken
1–2 Kardamomkapseln (oder ¼ TL Zimt)
1 TL Honig (optional)

Den Apfel schälen, das Kerngehäuse entfernen und das Fruchtfleisch in Stücke schneiden.

Die Mandelmilch in einem Topf erhitzen, die Haferflocken dazugeben und unter Rühren 2–3 Minuten köcheln lassen.

Die Kardamomkapseln öffnen und die schwarzen Samen im Mörser fein zermahlen. Mit den Apfelstücken zu den Haferflocken geben. Unter Rühren weiterköcheln lassen, bis eine dicke Konsistenz entsteht. Dann vom Herd nehmen und auf Schalen verteilen.

Sobald der Brei etwas abgekühlt ist, nach Belieben mit Honig beträufeln und servieren.

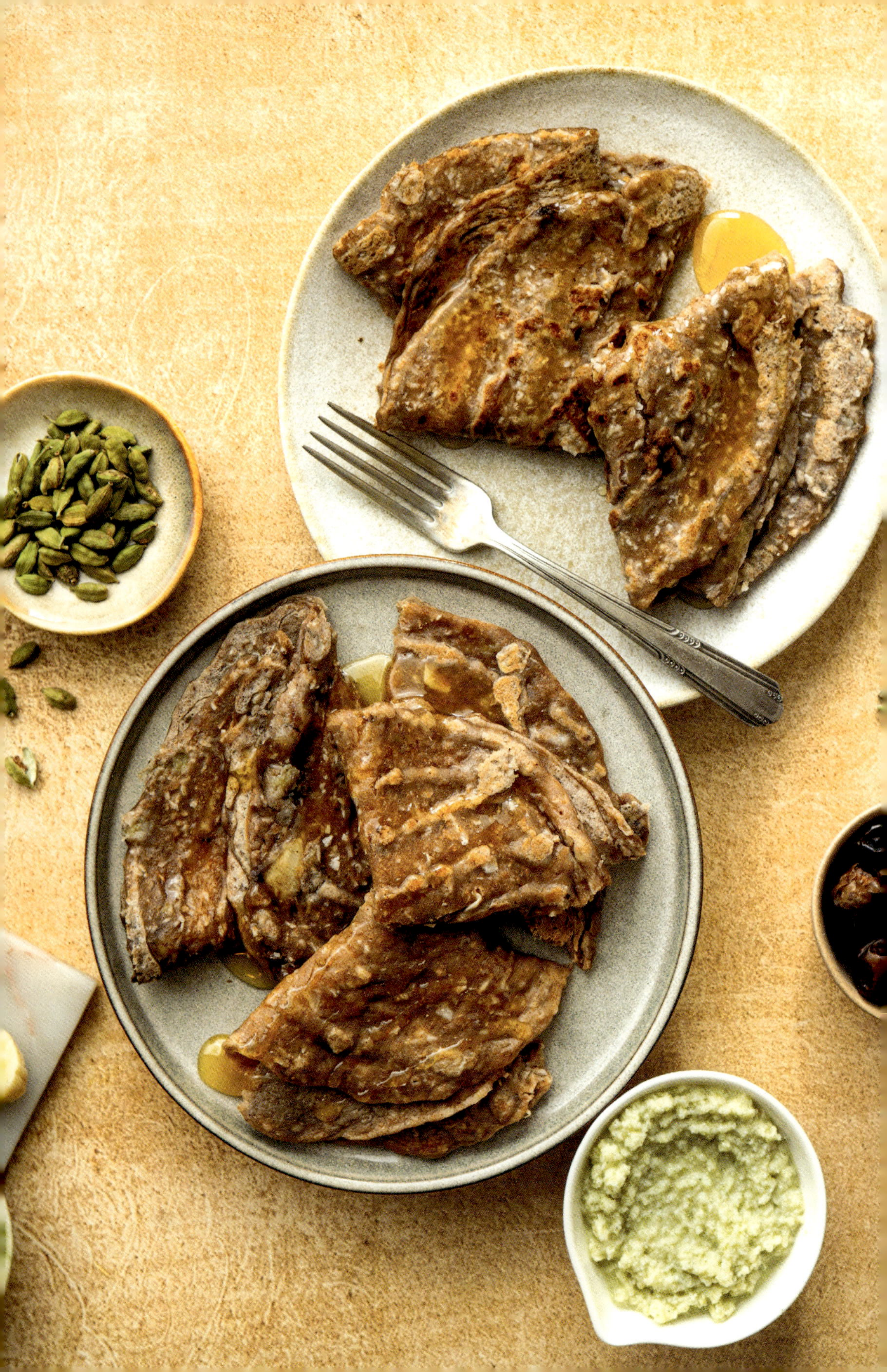

Gothambu Ada

Weizen-Vollkornpfannkuchen mit Datteln

Für 2 Portionen

4 Medjool-Datteln
2 Bananen
3 Kardamomkapseln
8 EL frisches, geriebenes Kokosnussfleisch
250 g Weizen-Vollkornmehl
2 EL Hartweizengrieß
1 EL flüssiges Ghee

Außerdem:
Chutney, Honig oder Marmelade zum Servieren

Die Datteln fein hacken. Die Bananen schälen und in Stücke schneiden. Die Kardamomkapseln öffnen und die schwarzen Samen im Mörser fein zermahlen.

Die vorbereiteten Zutaten in einer Schüssel mit Mehl, Grieß und Kardamom vermischen. Mit den Händen verkneten und dabei so viel Wasser zugießen, bis die Konsistenz wie bei einem dicken Kuchenteig ist.

Eine beschichtete Pfanne erhitzen, etwas Ghee hineingeben. 4 Esslöffel Teig in die Pfannenmitte geben. Gleichmäßig verteilen, um Pizzadicke zu erhalten. Mit etwas Ghee beträufeln und abdecken.

Sobald die Unterseite goldbraun ist, den Pfannkuchen wenden. So lange weiterbraten, bis auch die andere Seite goldbraun ist. Dann aus der Pfanne nehmen und zweimal falten. Mit dem restlichen Teig ebenso verfahren.

Tipp

Dazu schmecken Chutneys sehr gut, zum Beispiel das Thenga Chutney (s. S. 140), das Manga Chutney (s. S. 141), das Malli Chutney (s. S. 141) und das Avacado Chutney (s. S. 142), aber auch Honig oder Marmelade.

Oats Upma

Gemüse-Hafer-Porridge

Für 2 Portionen

10 g Ingwer
1 Zwiebel (50 g)
1 kleine Karotte (50 g)
50 g grüne Bohnen
150 g kernige Haferflocken
1 EL Kokosöl
½ TL braune Senfsamen
5 Cashewkerne (oder Walnüsse)
10 frische oder getrocknete Curryblätter
Salz
350 ml Wasser
¾ EL Ghee

Ingwer, Zwiebel und Karotte schälen und hacken. Die Bohnen waschen, putzen und ebenfalls hacken.

Einen Kadai oder eine Pfanne erhitzen. Die Haferflocken hineingeben und bei mittlerer Hitze etwa 4 Minuten unter Rühren rösten. Anschließend in eine Schüssel umfüllen und beiseitestellen.

Das Kokosöl in die Pfanne geben und erhitzen. Die Senfsamen hineingeben. Wenn sie anfangen zu knacken, Cashewkerne, Ingwer, Zwiebel und Curryblätter hinzugeben. Etwa 5 Minuten bei mittlerer Hitze und Rühren braten.

Karotte, Bohnen und etwas Salz hinzugeben. Alles 4–5 Minuten lang unter Rühren bei mittlerer Hitze weiterbraten.

350 ml Wasser hinzugießen, alles aufkochen, dann die Haferflocken hinzugeben. Einige Sekunden gut verrühren, dann die Hitze reduzieren und bei kleiner Hitze abgedeckt 4–5 Minuten köcheln lassen.

Den Deckel abnehmen und 1–2 Minuten unter Rühren weiterköcheln lassen, bis das Wasser, falls noch vorhanden, verdunstet ist, zum Schluss das Ghee unterrühren.

Tipp

Dazu schmecken Chutneys sehr gut, zum Beispiel das Thenga Chutney (s. S. 140), das Manga Chutney (s. S. 141), das Malli Chutney (s. S. 141) und das Avacado Chutney (s. S. 142). Das Gericht schmeckt aber auch mit etwas Honig oder Marmelade.

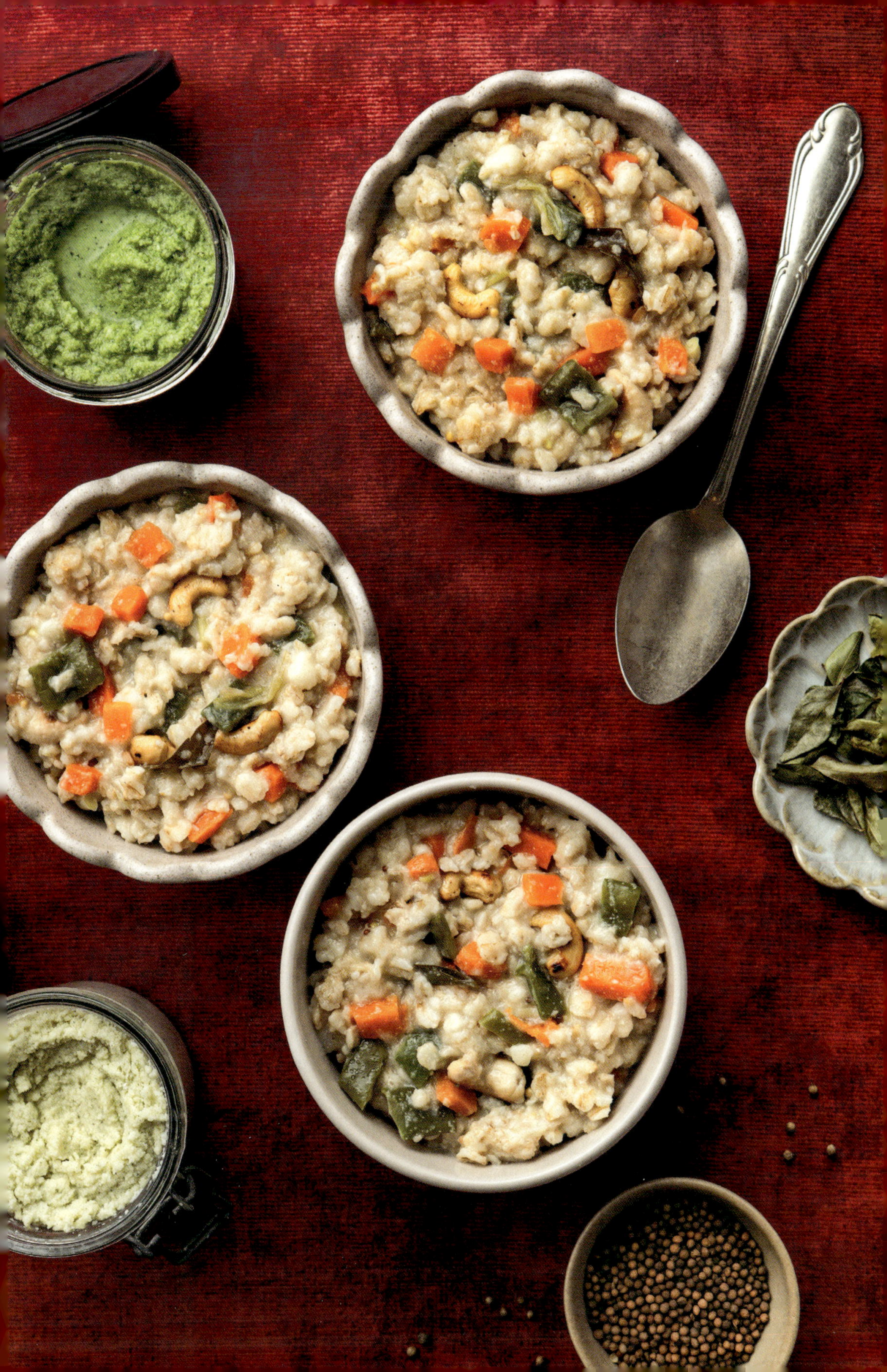

Ragi Dosa
Hirse-Pfannkuchen

Für 2 Portionen

- 10 g Ingwer
- 1 kleine Zwiebel (20 g)
- ½ kleine Karotte (25 g)
- 250 g Hirsemehl
- 100 g Hartweizengrieß
- 1 EL Kreuzkümmelsamen
- 1 EL flüssiges Ghee
- Salz nach Geschmack

Ingwer, Zwiebel und Karotte schälen. Ingwer und Zwiebel fein hacken, Karotte reiben.

Hirsemehl, Grieß, Kreuzkümmelsamen, Ingwer, Zwiebel, Karotte und Salz nach Geschmack in eine Schüssel geben und gut vermischen. Nach und nach Wasser hinzufügen, dabei immer gut rühren, damit keine Klumpen entstehen. So viel Wasser zugießen, bis ein dünnflüssiger Teig entstanden ist. Abgedeckt 15 Minuten ruhen lassen.

Eine beschichtete Pfanne erhitzen, bis sie richtig heiß ist. Mit einer Schöpfkelle etwa 100 ml Teig entnehmen. Die Pfannkuchen sollten wirklich dünn sein, also nicht zu viel Teig in die Pfanne gießen. Zuerst einen äußeren Kreis in der Pfanne gießen, dann die Mitte ausfüllen. Beim Gießen sollten sich Blasen bilden, nur so werden die Pfannkuchen perfekt knusprig.

Während des Backens etwas Ghee über die Dosas träufeln. Mit dem restlichen Teig ebenso verfahren, dabei vor dem Entnehmen immer noch mal gut umrühren, da sich das Mehl am Boden absetzen kann.

Tipp

Die Pfannkuchen schmecken besonders gut zu Sambar (s. S. 101) oder mit Chutneys, wie dem Thenga Chutney (s. S. 140), dem Manga Chutney (s. S. 141), dem Malli Chutney (s. S. 141) oder dem Avacado Chutney (s. S. 142). Sie schmecken aber auch gut mit etwas Honig oder Marmelade.

Ragi Upma
Hirse-Gemüse-Brei

Für 2 Portionen

1 Zwiebel (50 g)
1 kleine Karotte (50 g)
⅓ Paprika (50 g)
1 kleine Tomate (50 g)
5 g Korianderblätter
1 EL Kokosöl
2 TL braune Senfsamen
2 TL Kreuzkümmelsamen
10 frische oder getrocknete Curryblätter
¼ TL Asant (Asafoetida)
7 Cashewkerne
75 g Hartweizengrieß
250 g Hirsemehl
Salz nach Bedarf
1 EL Ghee

Zwiebel und Karotte schälen und fein hacken. Paprika putzen, waschen und in kleine Würfel schneiden. Die Tomate waschen, trocknen und hacken. Korianderblätter ebenfalls hacken.

In einem Kadai oder einer Pfanne das Kokosöl erhitzen. Die Senfsamen hinzugeben. Sobald diese anfangen zu knacken, Kreuzkümmel, Curryblätter, Asant und Cashewkerne hinzufügen und kurz verrühren.

Die Zwiebel hinzufügen und leicht anbraten. Karotte, Paprika, Tomate hinzufügen und 1 Minute anbraten. Den Grieß hinzugeben und 1 Minute mitbraten, dann das Hirsemehl hinzufügen.

Alles weitere 2 Minuten unter Rühren braten, dann 400 ml heißes Wasser hinzugießen und alles gut verrühren, damit sich keine Klumpen bilden. So lange weiterköcheln lassen, bis das Wasser gut aufgenommen ist und nach Bedarf noch weiteres Wasser hinzugießen.

Das Ghee hinzufügen, mit einem Deckel verschließen und alles bei kleiner Hitze noch etwa 2 Minuten weiterköcheln lassen. Zum Schluss den Koriander unterrühren.

Tipp

Dazu passen verschiedene Chutneys, wie zum Beispiel das Thenga Chutney (s. S. 140), das Manga Chutney (s. S. 141), das Malli Chutney (s. S. 141) oder das Avacado Chutney (s. S. 142).

Bread Cutlet

Vollkornbrot-Gemüsefrikadelle

Für 2 Portionen

- 1 Zwiebel (50 g)
- ½ kleine Karotte (30 g)
- 30 g Brokkoli
- 30 g grüne Bohnen
- 5 g Korianderblätter
- 30 g grüne Erbsen (frisch oder TK)
- 2 EL Olivenöl
- 1 TL Fenchelpulver
- ½ TL Ingwerpulver
- ½ TL Kurkumapulver
- 2 Scheiben Vollkorntoast
- Salz nach Geschmack

Die Zwiebel schälen und klein hacken. Karotte schälen und klein würfeln. Brokkoli und Bohnen waschen und in kleine Stücke schneiden. Korianderblätter hacken. Tiefgekühlte Erbsen antauen lassen.

Karotte, Brokkoli, Bohnen und Erbsen in einen kleinen Topf geben. Mit wenig Wasser weich dünsten.

In der Zwischenzeit 1 TL Olivenöl in einer Pfanne erhitzen und die Zwiebel darin goldbraun anbraten. Fenchel-, Ingwer- und Kurkumapulver hinzugeben und einige Sekunden mitbraten, dabei gut vermischen. Das Toastbrot in Wasser einweichen.
Den Backofen auf 180 °C Ober-/Unterhitze (160 °C Umluft) vorheizen und ein Backblech mit Backpapier auslegen.

Das weich gekochte Gemüse zerstampfen und die Zwiebelmischung hinzugeben. Das Brot ausdrücken und zusammen mit den Korianderblättern zum Gemüse geben. Salz nach Geschmack hinzugeben. Alles mit den Händen vermischen und kleine Frikadellen formen.

Die Frikadellen auf dem Backblech verteilen, mit dem restlichen Olivenöl bestreichen und ca. 20 Minuten goldbraun backen.

Tipp

Dazu passen verschiedene Chutneys, wie zum Beispiel das Ulli Chutney (s. S. 140), das Thenga Chutney (s. S. 140), das Manga Chutney (s. S. 141), das Malli Chutney (s. S. 141) oder das Avacado Chutney (s. S. 142).

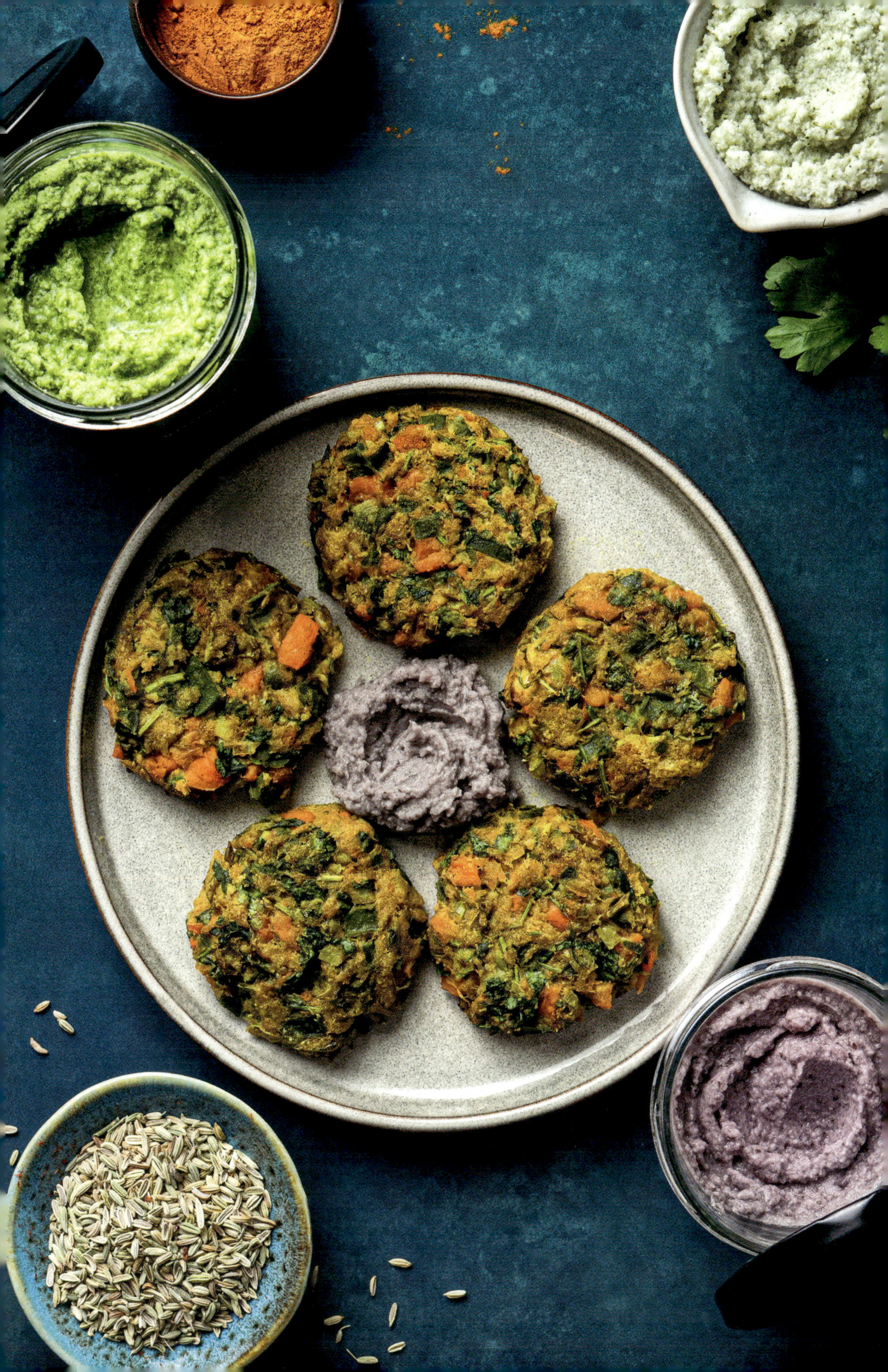

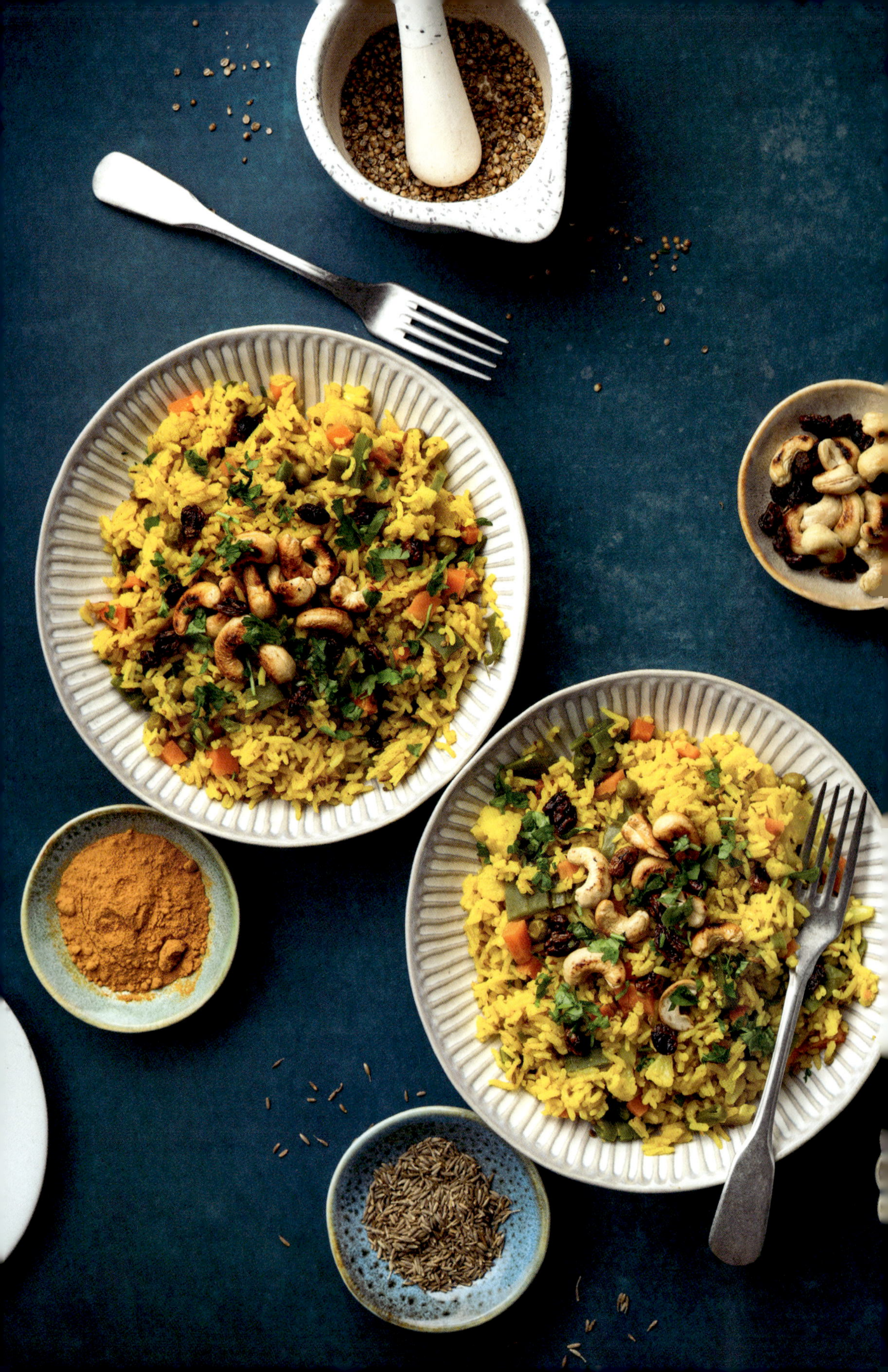

Pulao

Gemüsereis

Für 2 Portionen

120 g Basmatireis
50 g grüne Bohnen
1 kleine Karotte (50 g)
50 g Blumenkohl
25 g grüne Erbsen (frisch oder TK)
1 Zwiebel
20 g Ingwer
1 Knoblauchzehe
2 Kardamomkapseln
2 ½ TL Ghee
1 TL Kreuzkümmelsamen
1 kleine Zimtstange
2 Gewürznelken
1 TL zerstoßene Koriandersamen
½ TL Kurkumapulver
Salz nach Geschmack
7 Cashewkerne
10 Rosinen
10 g Korianderblätter

Den Basmatireis in ein Sieb geben und spülen, bis das Wasser klar bleibt. Dann in einer Schüssel 30 Minuten in Wasser einweichen.

Währenddessen die grünen Bohnen putzen und klein schneiden. Die Karotten schälen und klein würfeln. Blumenkohl in kleine Stücke teilen. Tiefgekühlte Erbsen auftauen lassen. Zwiebel, Ingwer und Knoblauch schälen und fein hacken. Die Kardamomkapseln öffnen und die schwarzen Samen im Mörser fein zermahlen.

1 ½ TL Ghee in einem Topf erhitzen. Kreuzkümmel, Kardamom, Zimt und Nelken darin anbraten. Dann Knoblauch und Ingwer kurz mitbraten, dann die Zwiebel hinzugeben. Unter Rühren braten, bis sie weich ist. Koriander- und Kurkumapulver hinzugeben, alles gut verrühren, dann das Gemüse dazugeben. Unter Rühren ca. 5 Minuten dünsten, dabei nach Geschmack salzen.

Den eingeweichten Reis in ein Sieb abgießen, dann zusammen mit 200 ml Wasser zum Gemüse geben. Abgedeckt aufkochen. Die Hitze reduzieren und alles ca. 10 Minuten gar kochen lassen.

1 TL Ghee in einer Pfanne erhitzen und Cashewkerne mit Rosinen darin anbraten. Den Gemüsereis mit den Rosinen und Cashewkernen bestreuen und mit Korianderblättern garniert servieren.

Tipp

Der Gemüsereis passt zu vielen Gerichten, so zum Beispiel zu Thakkali Varattiyathu (s.S. 98), Sambar (s.S. 101), Vazuthananga Curry (s.S. 103), Meen Stew (s.S. 104), Cheera Parippu Curry (s.S. 108), Manga Curry (s.S. 107) und Pachacurry Stew (s.S. 117).

Chapathi

Flaches Weizen-Vollkornbrot

Für 2 Portionen

250 g Weizen-Vollkornmehl
Salz nach Geschmack
1 TL Ghee

Außerdem:
Weizen-Vollkornmehl zum Bestäuben und für die Arbeitsfläche

Das Mehl in eine Schüssel geben. Etwas Salz mit etwa 170 ml warmem Wasser verrühren, bis sich das Salz aufgelöst hat. Dann das Wasser nach und nach zum Mehl gießen und verrühren, bis ein weicher Teig entstanden ist, der von der Konsistenz einem Pizzateig ähnelt. Abdecken und 20 Minuten ruhen lassen.

Die Hände mit Ghee einfetten und den Teig durchkneten, bis er weich wird. Wieder abdecken und 10 Minuten ruhen lassen. Anschließend nochmals durchkneten und in limettengroße Kugeln teilen. Die etwas klebrigen Teigkugeln mit ausreichend Mehl bestäuben und auf einer bemehlten Arbeitsfläche dünn und rund ausrollen.

Wenn alle Kugeln ausgerollt sind, eine ausreichend große Pfanne erhitzen und einen Teigfladen bei mittlerer Hitze darin backen. Wenden, wenn Blasen erscheinen. Einige Sekunden auf der anderen Seite backen und diesen Vorgang wiederholen, bis beide Seiten hellbraun sind. Während des Backens rundherum mit einem Kochlöffel herunterdrücken. Dann herausnehmen und mit dem restlichen Teig weitere Fladen backen.

Tipp

Chapathi passt zu vielerlei Gerichten. Reichen Sie es zum Beispiel zu Thakkali Varattiyathu (s. S. 98), Vazuthananga Curry (s. S. 103), Cheera Parippu Curry (s. S. 108), Pachacurry Thoran (s. S. 116) oder Pachacurry Stew (s. S. 117).

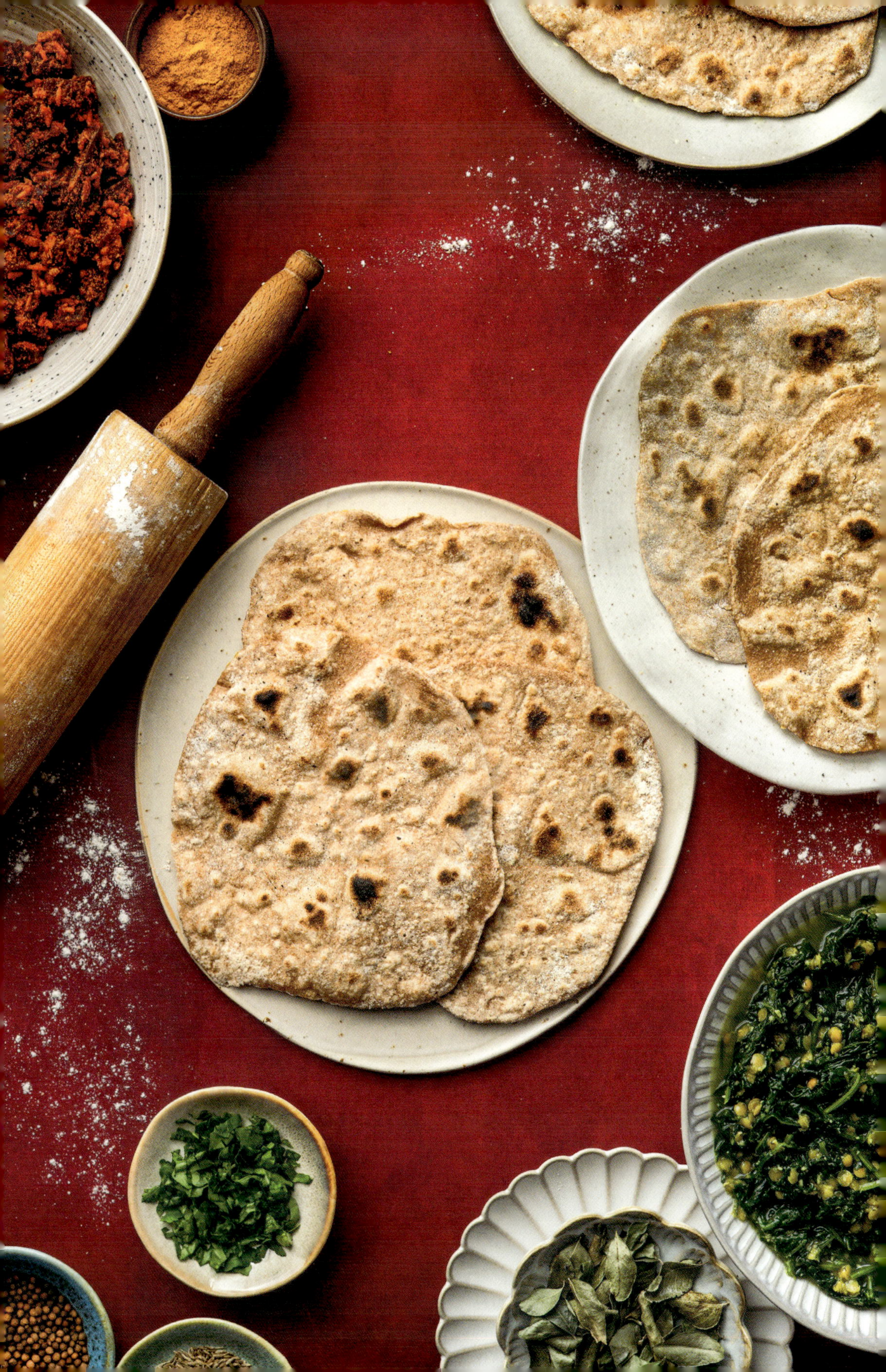

Semiya Upma

Reis-Vollkornnudeln

Für 2 Portionen

2 EL Kokosraspel
1 kleine Karotte (50 g)
1 Zwiebel (50 g)
10 g Ingwer
250 g Reis-Vollkornnudeln (Vermicelli)
1 EL Kokosöl
1 TL braune Senfsamen
10 frische oder getrocknete Curryblätter
Salz nach Geschmack
5 Cashewkerne
10 Rosinen
1 TL Ghee

Die Kokosraspel in eine Schale geben, mit Wasser bedecken und 1 Stunde einweichen. Währenddessen Karotte, Zwiebel und Ingwer schälen. Karotte reiben, Zwiebel und Ingwer fein hacken.

Die Reis-Vermicelli mit der Hand etwas zerkleinern, dann in einem Kadai oder einer Pfanne ohne Zugabe von Fett goldbraun rösten, dann beiseitestellen.

Das Kokosöl in einem Topf erhitzen, die Senfsamen hinzugeben und darin braten, bis sich kleine Bläschen bilden und die Samen anfangen zu hüpfen. Zwiebel, Ingwer und Curryblätter hinzugeben. Unter Rühren goldbraun braten.

300 ml Wasser hinzugießen, die Vermicelli hinzugeben und etwas Salz. Aufkochen und abgedeckt kochen lassen, bis die Nudeln weich sind und das Wasser vollständig aufgenommen haben. Jetzt die Kokosraspel und die Karotte hinzugeben. Abgedeckt bei kleiner Hitze weitere 2 Minuten köcheln lassen.

Das Ghee in einer kleinen Pfanne erhitzen, Cashewkerne und Rosinen darin anbraten und dann unter die Nudeln rühren.

Tipp

Besonders gut schmecken die Nudeln zusammen mit Currys. Probieren Sie zum Beispiel dazu Thakkali Varattiyathu (s. S. 98), Sambar (s. S. 101), Vazuthananga Curry (s. S. 103), Meen Stew (s. S. 104), Cheera Parippu Curry (s. S. 108), Manga Curry (s. S. 107) oder Pachacurry Stew (s. S. 117).

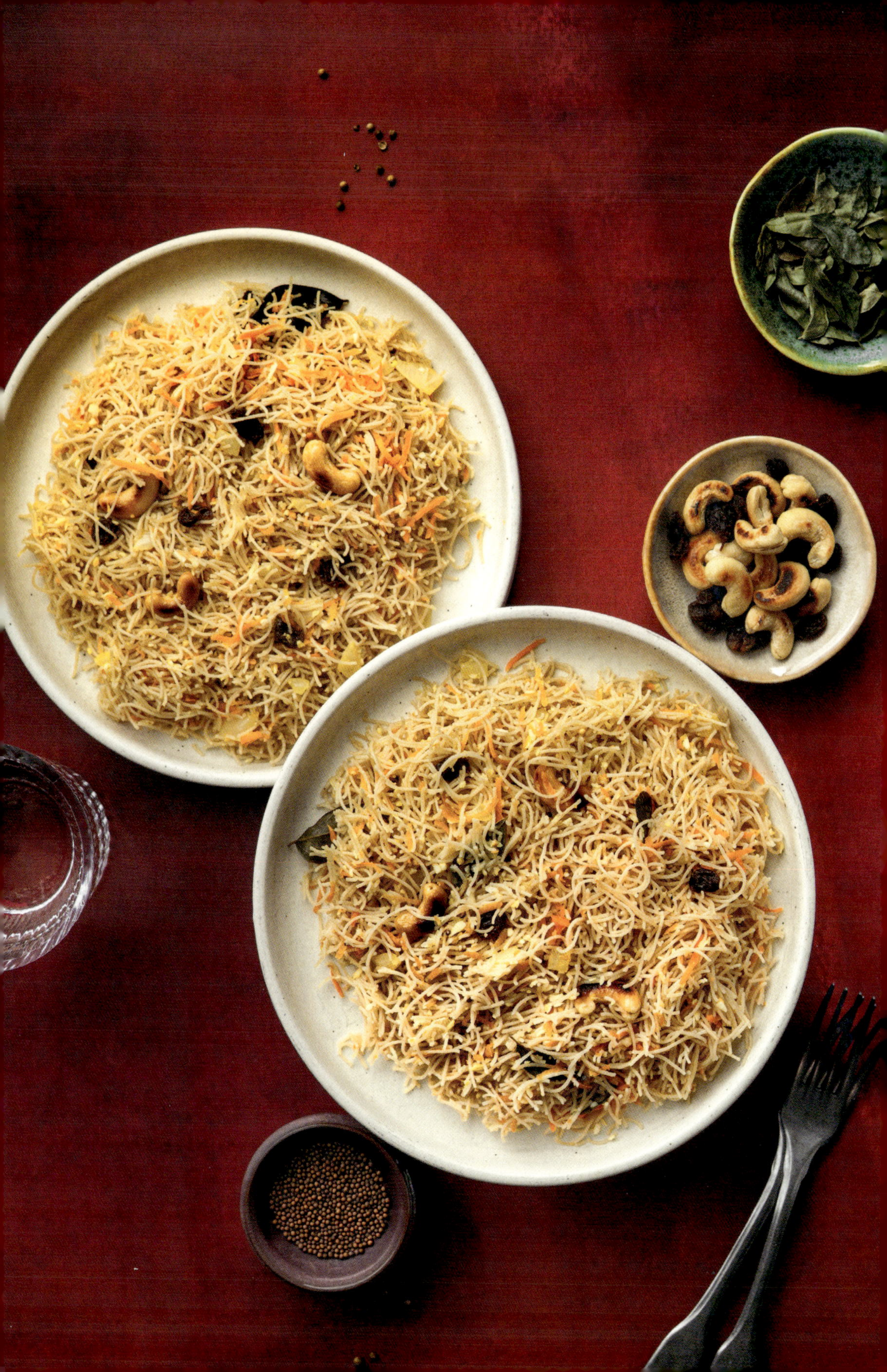

Thakkali Varattiyathu

Tomaten-Curry

Für 2 Portionen

- 2-3 Fleischtomaten (250 g)
- 2 Zwiebeln (100 g)
- 10 g Ingwer
- 1 grüne Chilischote nach Geschmack
- 2 EL Kokosöl
- ¼ TL Kurkumapulver
- Salz nach Geschmack
- 10 Curryblätter (frisch oder getrocknet)

Die Tomaten putzen und in dünne Streifen schneiden. Die Zwiebeln schälen, halbieren und in dünne Streifen schneiden. Den Ingwer schälen und in feine Streifen schneiden, die Chili nach Belieben in Ringe schneiden.

Das Kokosöl in einer Pfanne erhitzen. Zwiebeln, Ingwer, Chilischote nach Geschmack, Kurkuma und Salz dazugeben. Unter Rühren anbraten, bis alles weich ist.

Tomaten und Curryblätter dazugeben. Weiterbraten, bis alles weich ist, dann auf Teller verteilen und servieren.

Tipp

Zum Tomaten-Curry schmeckt besonders gut Pulao (s. S. 93), Semiya Upma (s. S. 96) oder Chapathi (s. S. 94). Aber auch einfacher Reis ist eine perfekte Ergänzung.

Moru Curry

Buttermilch-Curry

Für 2 Portionen

- 1 Schalotte (30 g)
- 1 TL Kokosöl
- ½ TL braune Senfsamen
- ¼ TL gemahlener Bockshornkleesamen
- ¼ TL Kurkumapulver
- 10 frische oder getrocknete Curryblätter
- 400 ml Buttermilch
- Salz nach Geschmack

Die Schalotte schälen und fein hacken. Das Kokosöl in einem Kadai oder einer Pfanne erhitzen.

Die Senfsamen ins heiße Öl geben. Sobald sie anfangen zu knacken, den gemahlenen Bockshornklee zugeben und kurz mitbraten. Dann die Schalotte zufügen. So lange braten, bis sie goldbraun wird.

Kurkuma und Curryblätter unterrühren. Alles nur kurz mitbraten, dann die Hitze ausstellen. Buttermilch in die Pfanne gießen und darin erwärmen, nicht mehr kochen. Mit Salz abschmecken und servieren.

Tipp

Servieren Sie zu dem Gericht Reis, Pulao (s. S. 93) oder Semiya Upma (s. S. 96).

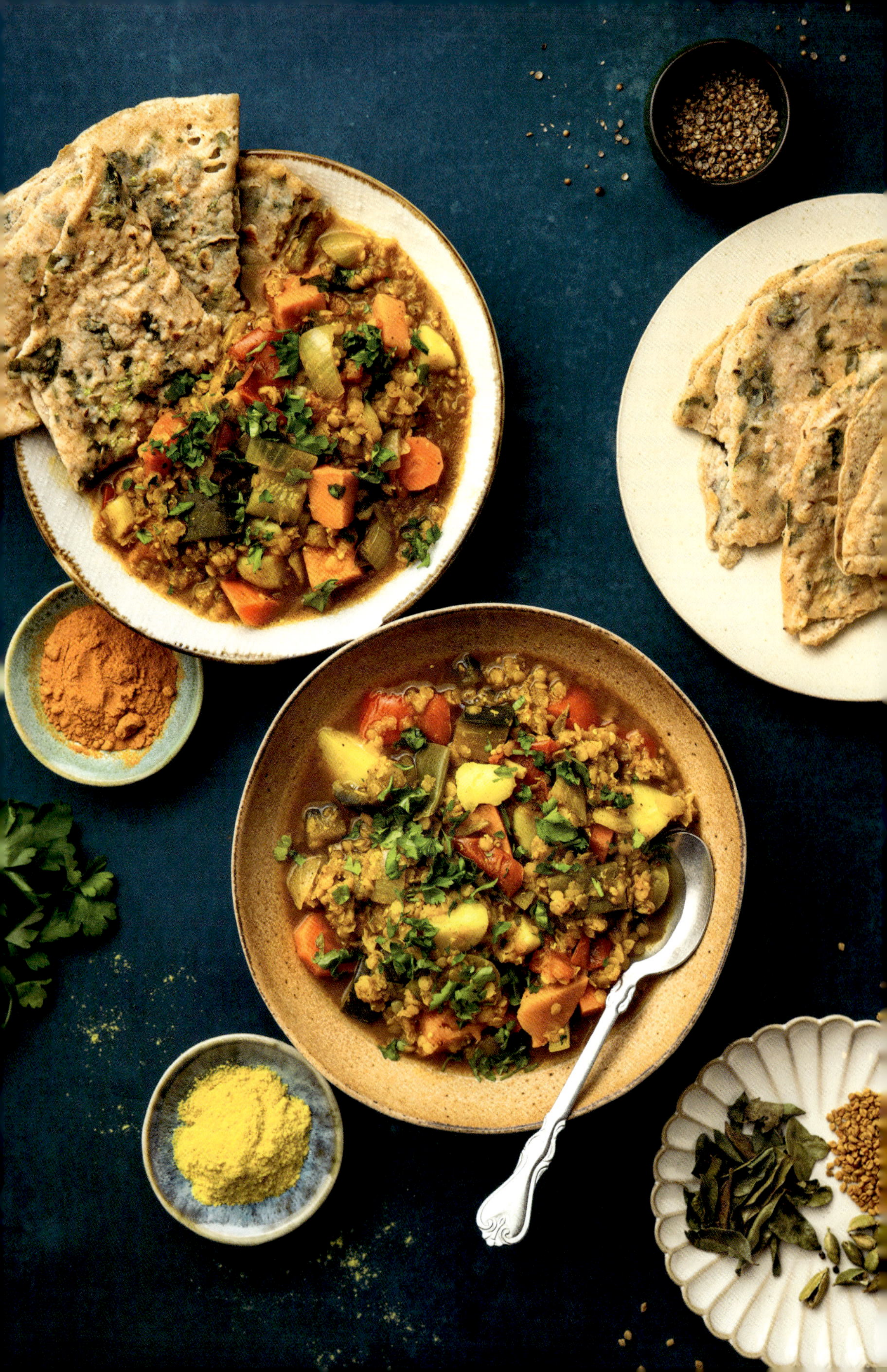

Sambar

Südindisches Gemüse-Curry

Für 4 Portionen

- 2 Kartoffeln (200 g)
- 2–3 Tomaten (200 g)
- 2 Karotten (200 g)
- 3–4 Zwiebeln (200 g)
- 1–2 Zucchini (300 g)
- 200 g Kürbisfruchtfleisch
- 1 kleine Auberginen (100 g)
- 60 g Stangenbohnen
- 1 kleine Paprika (100 g)
- 150 g rote Linsen
- 1 TL Kurkumapulver
- 2 EL zerstoßene Koriandersamen
- Salz nach Geschmack
- 20 frische oder getrocknete Curryblätter
- ½ TL gemahlener Asant (Asafoetida)
- 2 TL Kokosöl
- 1 TL braune Senfsamen
- ½ TL gemahlener Bockshornkleesamen
- 20 g Korianderblätter

Das gesamte Gemüse je nach Sorte waschen oder schälen, putzen und in etwa 3 cm große Würfel oder Stücke schneiden. Die roten Linsen in ein Sieb geben und waschen.

Die roten Linsen mit dem Gemüse, Kurkumapulver und zerstoßenem Koriander, Salz nach Geschmack sowie 1 Curryblatt in einen Topf geben. 1 Liter Wasser hinzugießen, alles aufkochen und köcheln lassen, bis Gemüse und Linsen weich sind (ca. 15 Minuten). Erst dann das Asafoetida hinzugeben und unterrühren.

Das Kokosöl in einer Pfanne erhitzen und die Senfsamen hinzugeben. Sobald sie anfangen zu knacken, den gemahlenen Bockshornklee hinzugeben und anbraten. Schließlich die restlichen Curryblätter dazugeben.

Die Würzmischung zum gekochten Gemüse geben. Die Korianderblätter hacken. Das Gemüse-Curry auf Teller verteilen und mit den Korianderblättern bestreut servieren.

Tipp

Zum Curry schmecken Pfannkuchen sehr gut, zum Beispiel Rava Dosa (s. S. 70), Gothambu Dosa (s. S. 74), Neer Dosa (s. S. 82) oder Ragi Dosa (s. S. 88). Aber auch gekochter Reis ist eine gute Ergänzung.

Mathanga Mulakashyam

Kürbis-Linsen-Curry

Für 2 Portionen

300 g Kürbis
100 g rote Linsen
½ TL Kurkumapulver
Salz nach Geschmack
10 frische oder getrocknete Curryblätter
1 Schalotte (20 g)
1 TL Kokosöl
1 TL braune Senfsamen
¼ TL gemahlener Bockshornkleesamen

Den Kürbis putzen und je nach Sorte schälen, dann in kleine Würfel schneiden. Die roten Linsen in ein Sieb geben und abspülen.

Kürbis und Linsen in einen Topf geben. 500 ml Wasser dazugießen. Alles aufkochen, den Deckel auflegen und bei mittlerer Hitze köcheln lassen, bis Linsen und Kürbis weich sind (ca. 15 Minuten). Kurkumapulver und etwas Salz hinzugeben. Den Topf vom Herd ziehen, das Gemüse etwas zerdrücken und die Curryblätter unterrühren.

Die Schalotte schälen und fein hacken. Das Kokosöl in einer Pfanne erhitzen. Die Senfsamen hinzugeben. Sobald sie anfangen zu knacken, den Bockshornklee und die Schalotte hinzugeben und alles goldbraun braten. Anschließend zum Kürbis geben.

Tipp

Genießen Sie zu diesem Gericht Pulao (s. S. 93) oder gekochten Reis.

Vazuthananga Curry

Auberginen-Curry

Für 2 Portionen

- 2 Zwiebeln (100 g)
- 2 Tomaten (100 g)
- 1 Aubergine (250 g)
- 1 Kardamomkapsel
- 1 EL Kokosöl
- ½ TL braune Senfsamen
- 1 Gewürznelke
- 2 g Zimtstange
- 1 TL Ingwer-Knoblauch-Paste (s. S. 121)
- 1 TL zerstoßene Koriandersamen
- ½ TL Kurkumapulver
- 50 ml Kokosmilch (optional)
- 10 frische oder getrocknete Curryblätter
- Salz nach Geschmack

Die Zwiebeln schälen und hacken. Tomaten waschen, trocknen und hacken. Die Aubergine waschen, trocknen und in Spalten schneiden wie Kartoffel-Wedges. Die Kardamomkapsel öffnen und die schwarzen Samen im Mörser fein zermahlen.

Das Kokosöl in einer Pfanne erhitzen. Die Senfsamen dazugeben und so lange braten, bis sie anfangen zu knacken. Dann Zwiebeln, Nelke, Kardamom, Zimt und Ingwer-Knoblauch-Paste dazugeben. So lange braten, bis der rohe Geruch verschwindet.

Die gehackten Tomaten hinzugeben und unterrühren, dann zerstoßene Koriandersamen und das Kurkumapulver dazugeben. Gut verrühren und dann die Auberginenschnitze mit 100 ml Wasser hinzugeben. Alles aufkochen, dann abgedeckt und bei kleiner Hitze weich köcheln lassen (ca. 15 Minuten).

Zum Schluss die Kokosmilch und die Curryblätter unterrühren und das Curry mit etwas Salz abschmecken.

Tipp

Zum Auberginen-Curry passt sehr gut Pulao (s. S. 93), aber auch Semiya Upma (s. S. 96), Chapathi (s. S. 94) oder gekochter Reis.

Meen Stew

Fisch-Kokosmilch-Curry

Für 2 Portionen

- 300 g Lachsfilet ohne Haut
- 2 Zwiebeln (100 g)
- 10 g Ingwer
- 1 Tomate (50 g)
- 2 Kardamomkapseln
- 1 EL Kokosöl
- 2 Gewürznelken
- 2 g Zimtpulver
- ½ TL Kurkumapulver
- 100 ml Kokosmilch
- 10 frische oder getrocknete Curryblätter
- Salz nach Geschmack
- ½ TL zerstoßene Koriandersamen

Den Lachs abspülen und in eiswürfelgroße Stücke schneiden. Die Zwiebeln schälen und fein hacken. Ingwer schälen und ebenfalls fein hacken. Die Tomate waschen, trocknen und in kleine Würfel schneiden. Die Kardamomkapseln öffnen und die schwarzen Samen im Mörser fein zermahlen.

Kokosöl in einem Kadai oder einer Pfanne erhitzen. Ingwer, Zwiebeln, Kardamom, Nelken und Zimt darin unter Rühren goldbraun braten.

Kurkumapulver und die gehackte Tomate hinzufügen. So lange anbraten, bis die Tomatenstücke weich und sämig sind.

50 ml Kokosmilch mit 100 ml Wasser verdünnen. Die Curryblätter und die verdünnte Kokosmilch hinzugeben. Alles verrühren und aufkochen.

Sobald es zu kochen beginnt, den Fisch (in Eiswürfelgröße) mit ausreichend Salz hinzufügen. Abdecken und 10 Minuten bei mittlerer Hitze garen lassen. Zwischendurch die Pfanne etwas schwenken, damit sich alles gut vermischt, aber nicht mit einem Löffel verrühren.

Nach Ende der Garzeit die restliche Kokosmilch hinzugießen. Sobald alles aufkocht, die Hitze abstellen und das Curry ziehen lassen.

Tipp

Besonders gut schmeckt das Curry, wenn es 3–4 Stunden ziehen konnte. Genießen Sie dazu Pulao (s. S. 93), Semiya Upma (s. S. 96) oder gekochten Reis.

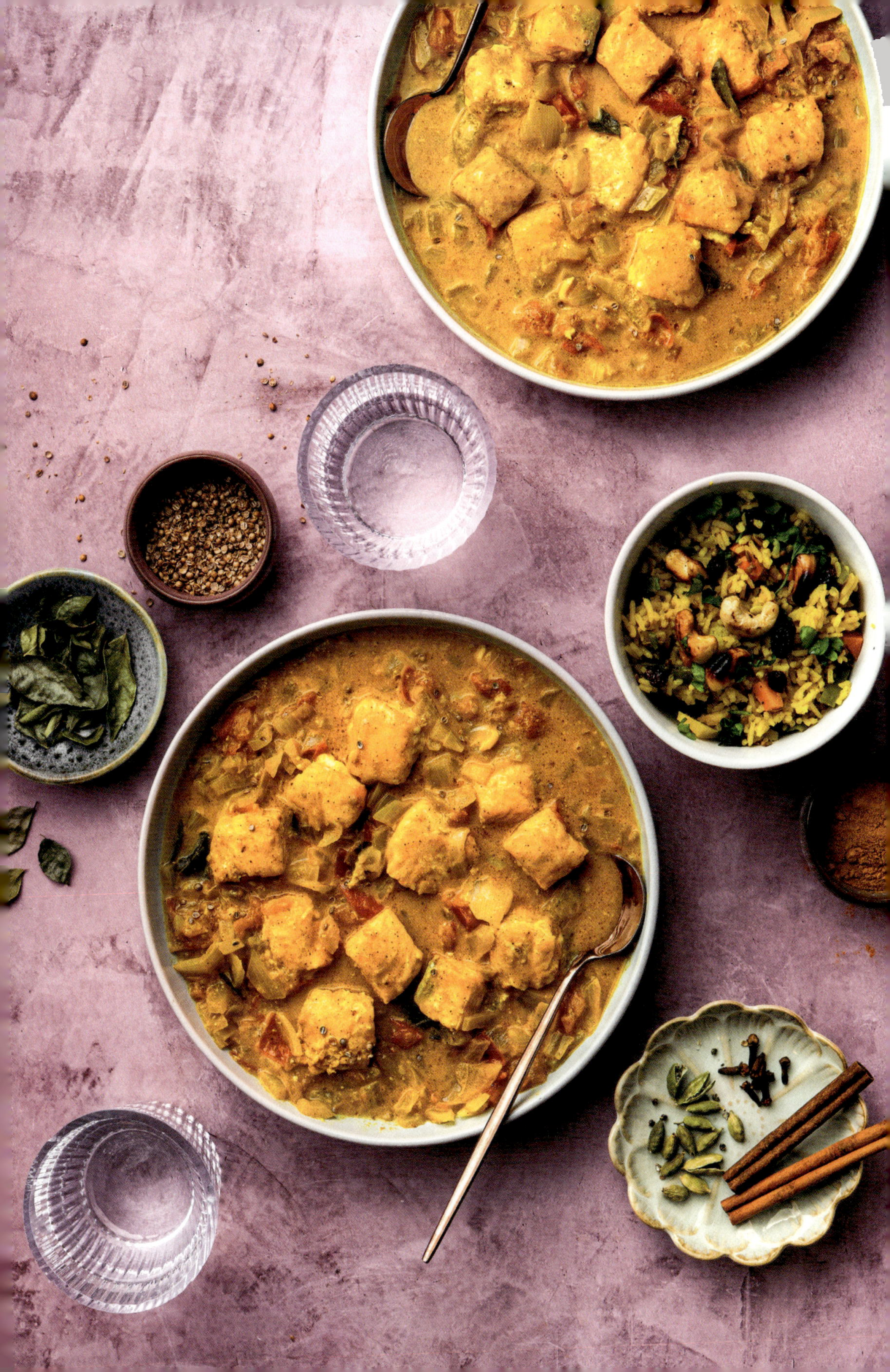

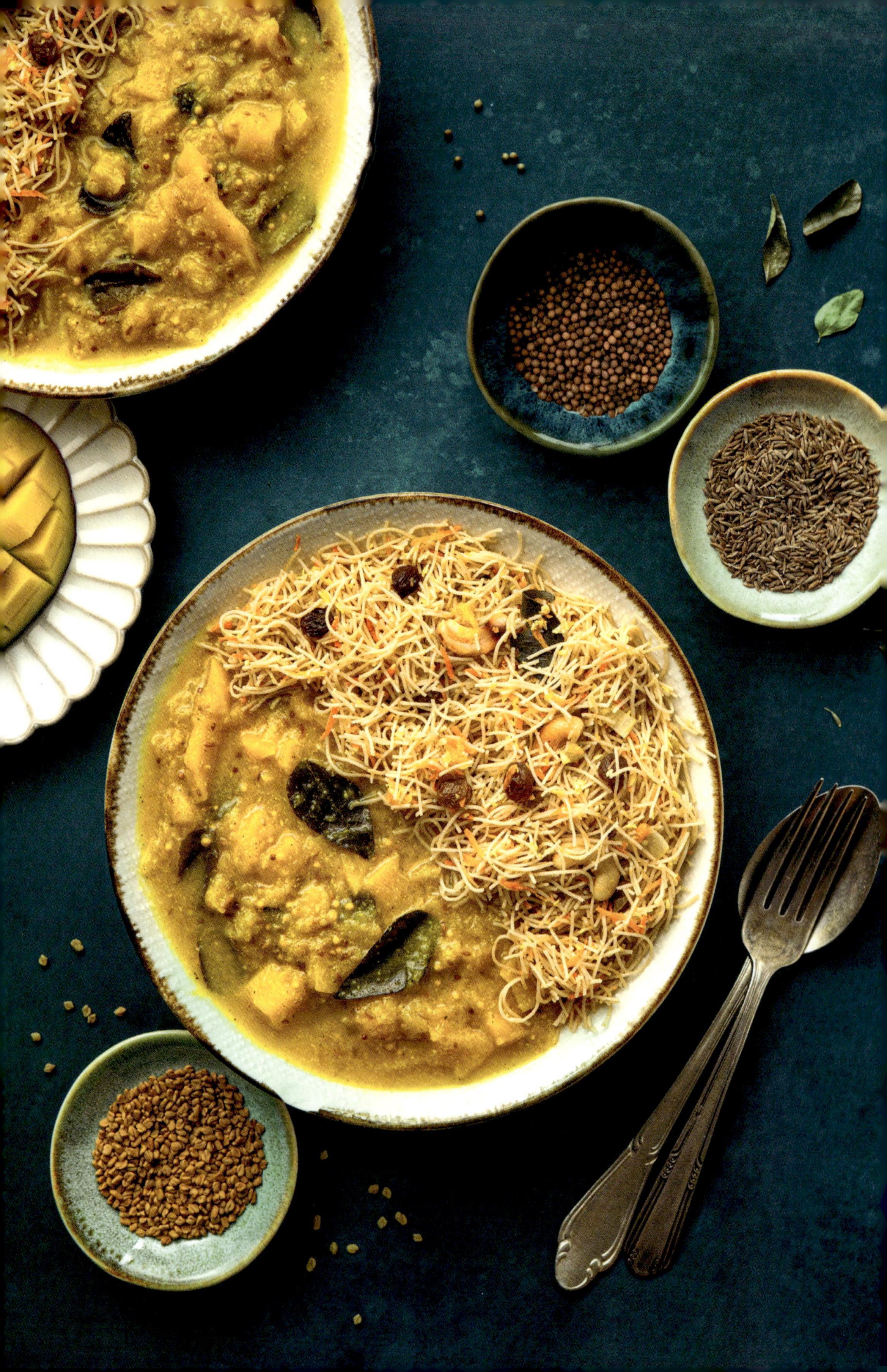

Manga Curry

Mango-Curry

Für 2 Portionen

4 EL Kokosraspel
1 reife Mango
½ TL Kurkumapulver
Salz nach Geschmack
1 TL zerstoßene Kreuzkümmelsamen
10 frische oder getrocknete Curryblätter
¾ EL Ghee
½ TL braune Senfsamen
¼ TL gemahlener Bockshornkleesamen

Kokosraspel in eine Schale geben und mit Wasser bedecken. Bis zur weiteren Verwendung darin einweichen. Die Mango schälen und das Fruchtfleisch vom Stein schneiden. 150 g abwiegen und mit 250 ml Wasser, dem Kurkumapulver und etwas Salz in einen Topf geben. Aufkochen und etwa 5 Minuten köcheln lassen, bis die Mango gar ist. Dann vom Herd nehmen und etwas zerdrücken.

Die eingeweichten Kokosraspel mit dem zerstoßenen Kreuzkümmel und der Hälfte der Curryblätter in einem Mixer zu einer feinen Paste pürieren. Die Paste zur Mango geben, alles zurück auf den Herd stellen und aufkochen.

Ghee in einer Pfanne erhitzen und die Senfsamen hineingeben. Sobald sie anfangen zu knacken, den gemahlenen Bockshornklee hinzufügen und braten, bis er hellbraun wird. Die restlichen Curryblätter hinzufügen und untermengen. Zur Mango geben und gut verrühren.

Tipp

Zum Mango-Curry schmeckt Pulao (s. S. 93), Semiya Upma (s. S. 96), aber auch einfach gekochter Reis.

Cheera Parippu Curry

Spinat-Linsen-Curry

Für 2 Portionen

75 g rote Linsen
250 g Spinat
3 EL Kokosraspel
2 Schalotten
½ TL Kreuzkümmelsamen
¼ TL Kurkumapulver
Salz nach Geschmack
1 TL flüssiges Kokosöl

Die roten Linsen in ein Sieb geben und abspülen. Dann in eine Schüssel füllen, mit Wasser bedecken und 1 Stunde darin einweichen.

Den Spinat waschen und putzen, je nach Größe der Blätter grob zerkleinern oder ganz belassen. Die Kokosraspel in eine Schale geben, mit Wasser bedecken und etwa 10 Minuten darin einweichen.

Die Linsen in ein Sieb abgießen, dann in ein Kadai oder einen Topf geben. Den Spinat und 240 ml Wasser hinzugeben. Alles aufkochen und verschließen. Bei kleiner Hitze köcheln lassen, bis die Linsen weich sind.

Die Schalotten schälen und fein hacken. Kreuzkümmel, Kurkuma, Schalotten und die eingeweichten Kokosraspel in einem Mixer zu einer feinen Paste mixen. Bei Bedarf noch etwas Wasser zugeben. Diese Paste mit etwas Salz zum Spinat geben und unterrühren. Alles erhitzen, aber nicht mehr aufkochen. Auf Tellern verteilen und mit Kokosöl beträufelt servieren.

Tipp

Das Curry schmeckt sehr gut mit Pulao (s. S. 93), Semiya Upma (s. S. 96) oder Chapathi (s. S. 94). Aber auch gekochter Reis ist eine perfekte Ergänzung.

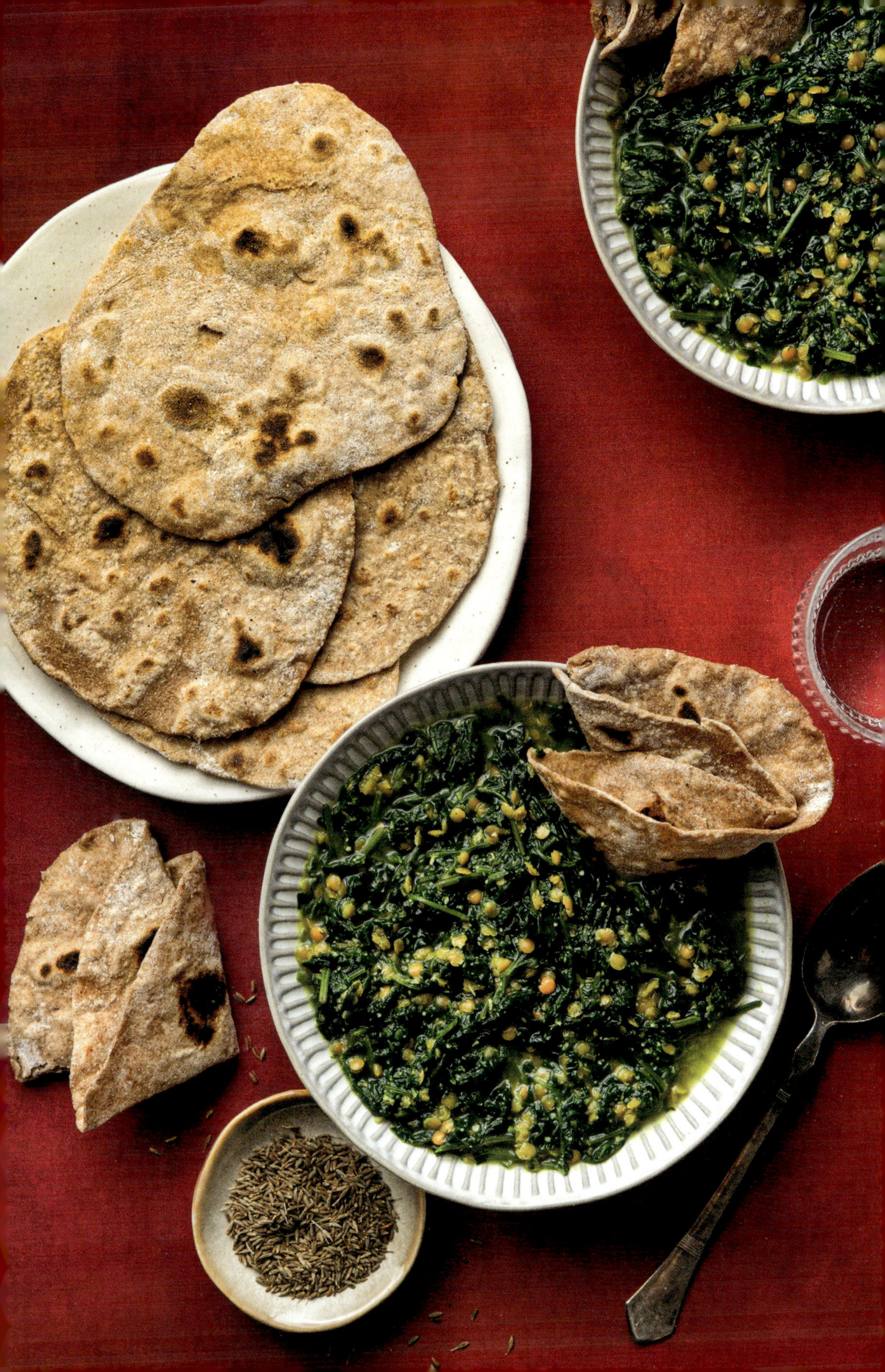

Mathanga Kichadi

Kürbis-Curry

Für 2 Portionen

300 g Kürbis
½ TL Kurkumapulver
Salz nach Geschmack
3 EL Kokosraspel
1 TL braune Senfsamen
½ TL Kreuzkümmelsamen
10 Curryblätter (frisch oder getrocknet)
150 g Joghurt
1 TL Kokosöl

Den Kürbis schälen und das Fruchtfleisch in kleine Stücke schneiden. Die Kokosraspel in einer Schale mit Wasser übergießen und bis zur weiteren Verwendung darin einweichen.

Kürbiswürfel, Kurkumapulver, etwas Salz und 250 ml Wasser in einem Topf aufkochen. Die Hitze reduzieren und mit aufgelegtem Deckel garen, bis der Kürbis weich ist.

Die Kokosraspel abgießen und mit Kreuzkümmelsamen und ¼ TL Senfkörnern im Mörser zu einer feinen Paste zermahlen.

Sobald der Kürbis weich ist, leicht zerdrücken und die Kokos-Paste mit Curryblättern hinzufügen und gut unterrühren. Den Topf vom Herd nehmen, dann den Joghurt unterrühren.

Das Kokosöl in einer Pfanne erhitzen und die restlichen Senfkörner darin anbraten. Das Curry in einer Schüssel anrichten und die Senfkörner daraufgeben. Alles vermischen und zum Beispiel mit Reis servieren.

Tipp

Zum Kürbis-Curry schmeckt Pulao (s. S. 93), Semiya Upma (s. S. 96), aber auch einfach gekochter Reis.

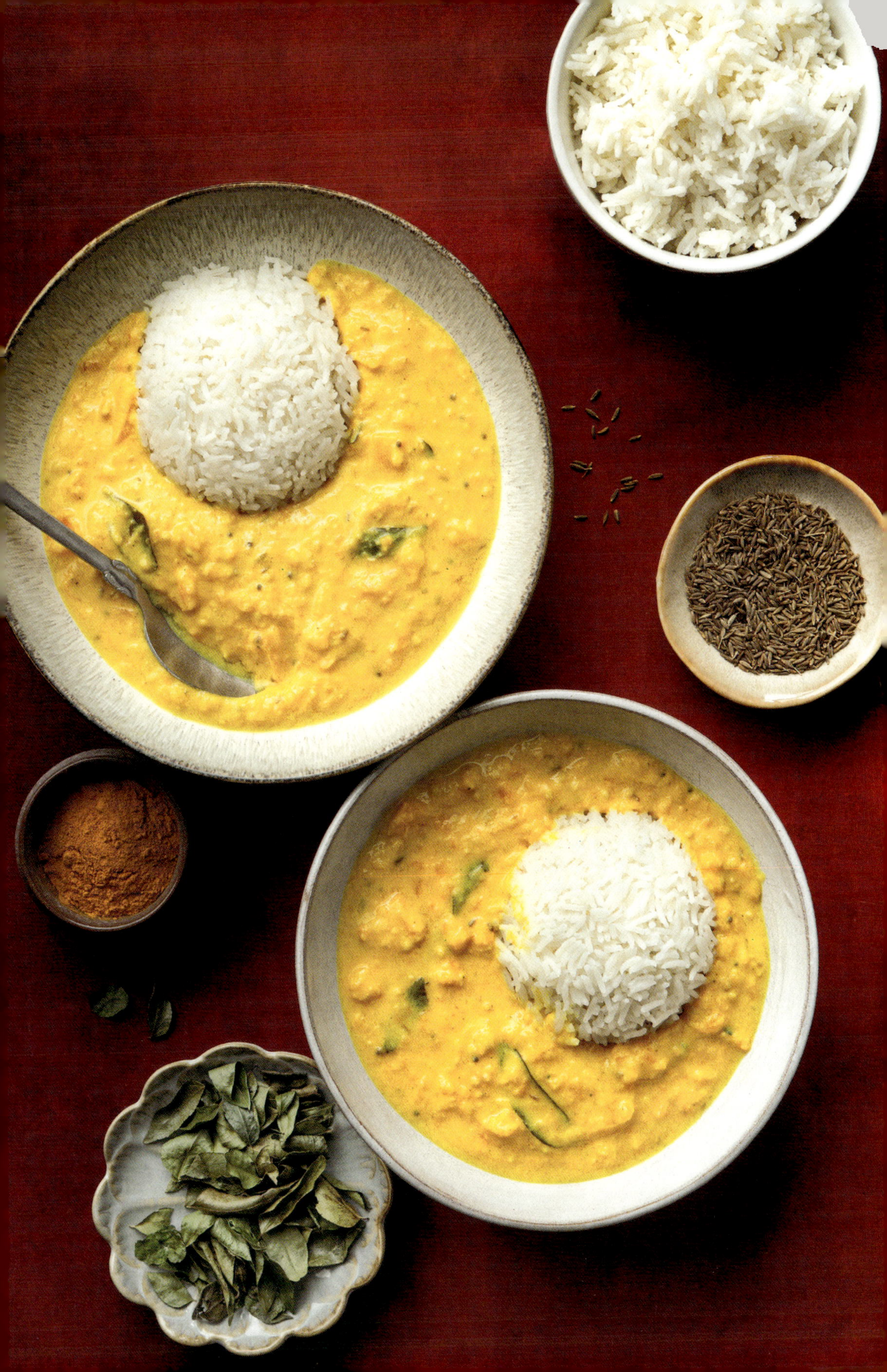

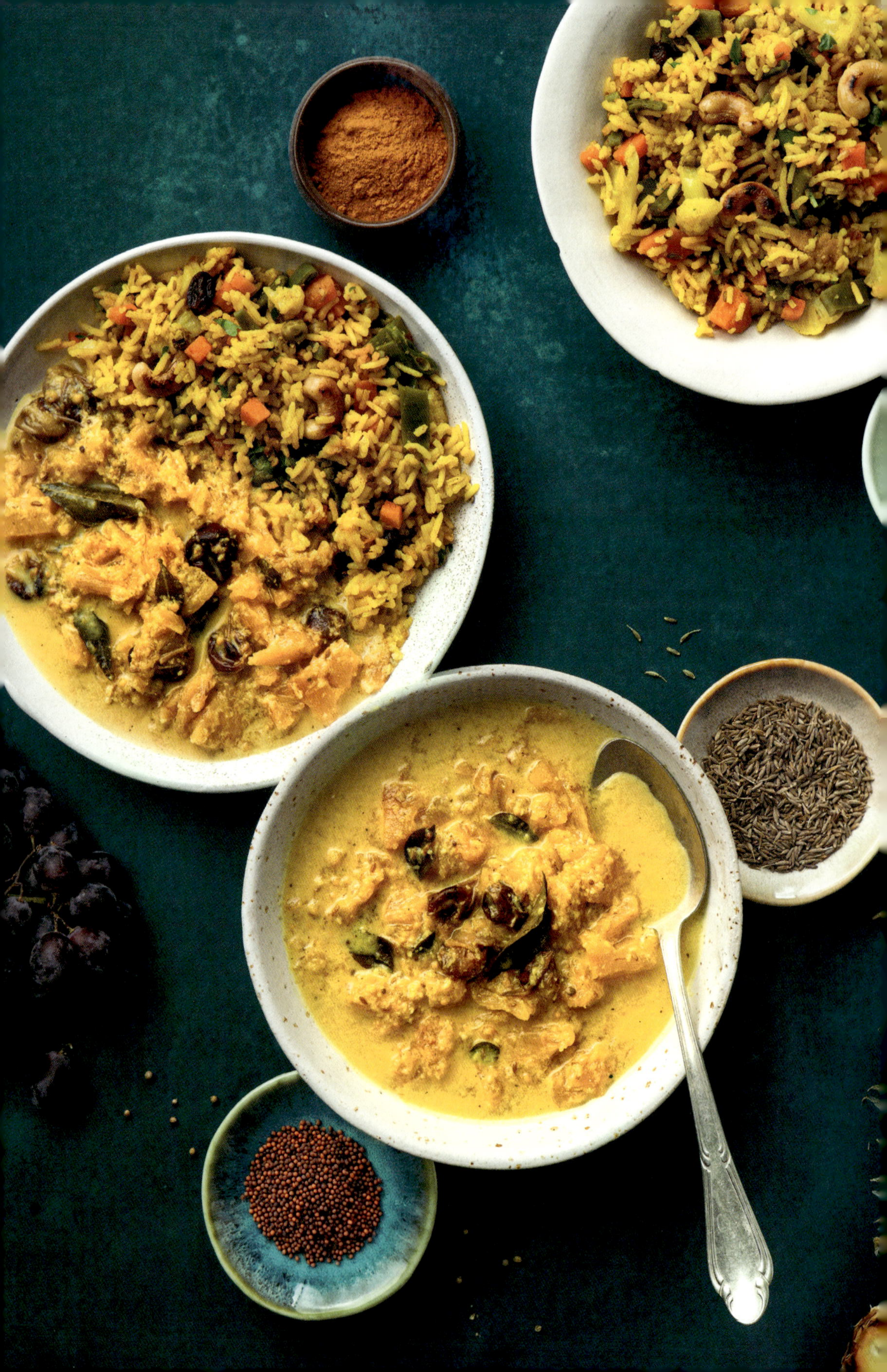

Pineapple Pachadi

Ananas-Curry

Für 2 Portionen

- 5 EL Kokosraspel
- 250 g Ananasfruchtfleisch
- 10 blaue Trauben
- ¼ TL Kurkumapulver
- Salz
- 1 TL Kreuzkümmelsamen
- 10 frische oder getrocknete Curryblätter
- 100 ml Buttermilch
- 1 EL Kokosöl
- 1 TL braune Senfsamen

Die Kokosraspel in eine Schale geben und mit Wasser bedecken. Bis zur weiteren Verwendung darin einweichen.

Das Ananas-Fruchtfleisch in kleine Stücke schneiden und in einen Topf geben. Die Trauben waschen und mit 400 ml Wasser hinzugeben. Kurkumapulver und etwas Salz unterrühren, dann alles aufkochen.

Die Kokosraspel abgießen und mit dem Kreuzkümmel in einen Mörser geben. Beides zu einer feinen Paste zermahlen.

Sobald die Ananas weich gekocht ist, leicht zerdrücken und die Kokos-Paste mit den Curryblättern hinzufügen und gut unterrühren. Erhitzen, aber nicht mehr kochen, den Topf vom Herd nehmen und die Buttermilch unterrühren.

Das Kokosöl in einer Pfanne erhitzen und die Senfsamen darin anbraten. Sobald sie anfangen zu knacken, über das Curry gießen und unterrühren.

Tipp

Zum Curry schmeckt Pulao (s. S. 93) und Semiya Upma (s. S. 96) sehr gut, aber auch einfach nur gekochter Reis.

Olan

Gemüse-Curry mit Kokosmilch

Für 2 Portionen

- 75 g getrocknete Kidneybohnen
- 100 g Kürbisfruchtfleisch
- 1 kleine Zucchini (100 g)
- 150 ml Kokosmilch
- Salz nach Geschmack
- 10 frische oder getrocknete Curryblätter
- 1 EL Kokosöl

Die Kidneybohnen in ein Sieb geben und mit Wasser abspülen. Dann in eine Schüssel füllen, mit Wasser bedecken und darin 5 Stunden einweichen.

Die Bohnen in ein Sieb geben und abtropfen lassen. In einen Topf füllen und mit frischem Wasser bedecken. Aufkochen und bei mittlerer Hitze weich kochen (besonders schnell geht das mit ca. 25 Minuten in einem Schnellkochtopf). Dann in ein Sieb abgießen und die Bohnen zurück in den Topf geben.

Während die Bohnen kochen, das Kürbisfruchtfleisch in ca. ½ cm dicke und mundgerechte Scheiben schneiden. Die Zucchini waschen, putzen und ebenfalls in ca. ½ cm dicke Scheiben schneiden. Beides zu den Kidneybohnen geben. 100 ml Kokosmilch und 100 ml Wasser hinzugießen und Salz nach Geschmack dazurühren.

Die Bohnen-Gemüse-Mischung aufkochen. So lange köcheln lassen, bis alles weich ist. Die Konsistenz sollte sämig sein, eventuell etwas weiteres Wasser hinzugießen. Zum Schluss die restliche Kokosmilch hinzufügen. Alles aufkochen, dann die Curryblätter und das Kokosöl gut unterrühren, dann servieren.

Tipp

Zum Curry schmeckt Pulao (s. S. 93) und Semiya Upma (s. S. 96) sehr gut, aber auch einfach nur gekochter Reis.

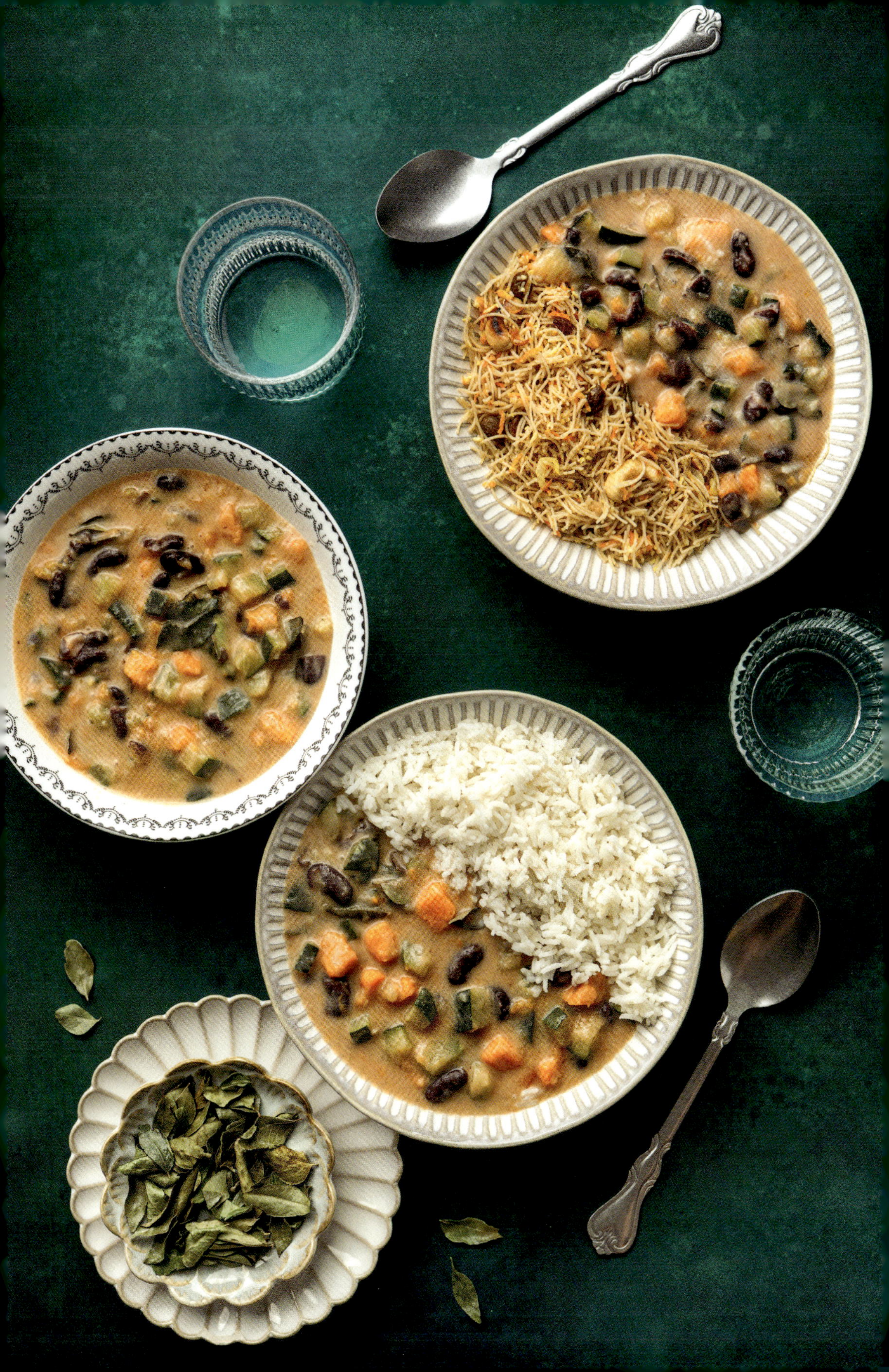

Pachacurry Thoran

Gemischtes Gemüse mit Kokospaste

Für 2 Portionen

- 3 EL Kokosraspel
- 75 g Weißkohl
- 75 g grüne Bohnen
- 1 Karotte (75 g)
- 2 Schalotten oder 1 Zwiebel (50 g)
- 1 EL Kokosöl
- ½ TL braune Senfsamen
- 1 TL Reis
- Salz nach Geschmack
- ½ TL Kurkumapulver
- 1 TL Kreuzkümmelsamen
- 10 frische oder getrocknete Curryblätter

Die Kokosraspel in eine Schale geben und mit Wasser bedecken. Bis zur weiteren Verwendung einweichen.

Das Gemüse waschen, putzen, bei Bedarf schälen und fein hacken.

Das Kokosöl in einem Kadai oder einer Pfanne erhitzen. Die Senfsamen hineingeben und so lange anbraten, bis sie anfangen zu knacken. Den rohen Reis hinzugeben und unter Rühren anbraten. Dann Kohl, Bohnen und Karotte hinzugeben. Etwas Salz und das Kurkumapulver unterrühren. Den Deckel auflegen und alles bei kleiner Hitze ca. 20 Minuten gar köcheln lassen.

In der Zwischenzeit die Kokosraspel abgießen. Mit Schalotten, Kreuzkümmel und Curryblättern in einen Mixer geben und ohne Zusatz von Wasser zu einer feinen Paste mixen.

Ist das Gemüse gar, die Kokospaste hinzurühren. Alles aufkochen und nochmals 2 Minuten köcheln lassen, dann servieren.

Tipp

Zum Gemüsetopf schmeckt Pulao (s. S. 93), Semiya Upma (s. S. 96) und Chapathi (s. S. 94) sehr gut, aber auch einfach nur gekochter Reis.

Pachacurry Stew

Gemüsegericht

Für 2 Portionen

1 kleine Kartoffel (75 g)
1 kleine Karotte (50 g)
1 Zwiebel (50 g)
20 g Ingwer
50 g grüne Bohnen
50 g grüne Erbsen (frisch oder TK-Erbsen)
2 Kardamomkapseln
1 EL Kokosöl
2 Gewürznelken
1 kleine Zimtstange
10 Cashewkerne
200 ml Kokosmilch
Salz nach Geschmack
10 getrocknete oder frische Curryblätter

Kartoffel, Karotte, Zwiebel und Ingwer schälen. Kartoffel und Karotte in 3–4 cm große Würfel, beziehungsweise Stücke schneiden. Zwiebel und Ingwer fein hacken. Die Bohnen waschen, putzen und in 5 cm lange Stücke schneiden. Tiefkühl-Erbsen auftauen lassen. Die Kardamomkapseln öffnen und die schwarzen Samen im Mörser fein zermahlen.

Das Kokosöl in einem Kadai oder einer Pfanne erhitzen. Kardamom, Nelken und die Zimtstange darin etwa 2 Minuten anbraten. Ingwer, Zwiebel und Cashewkerne hinzugeben. Kurz mitbraten, bis alles glasig wird.

Das gesamte Gemüse in die Pfanne geben und unter Rühren 2 Minuten anbraten. Mit 100 ml Kokosmilch und 200 ml Wasser aufgießen und etwas Salz hinzugeben. Den Deckel auflegen und alles bei mittlerer Hitze köcheln lassen, bis das Gemüse gar ist.

Das Gemüse mit einer Schöpfkelle etwas zerdrücken, dann die restliche Kokosmilch und die Curryblätter unterrühren. Alles nochmals aufkochen, dann servieren.

Tipp

Dazu schmeckt besonders gut Pulao (s. S. 93), Semiya Upma (s. S. 96), Chapathi (s. S. 94) oder gekochter Reis.

Beetroot Thoran

Rote-Bete-Pfanne

Für 2 Portionen

3 EL Kokosraspel
2 Knollen Rote Bete (200 g)
2 Schalotten oder 1 Zwiebel (50 g)
½ TL Kreuzkümmelsamen
10 frische oder getrocknete Curryblätter
1 EL Kokosöl
½ TL braune Senfsamen
1 TL Reis
Salz nach Geschmack
½ TL Kurkumapulver

Die Kokosraspel in eine Schale geben und mit Wasser bedecken. Bis zur weiteren Verwendung darin einweichen.

Die Rote Bete schälen und in kleine Würfel schneiden. Schalotten oder Zwiebel schälen und fein hacken.

Die Kokosraspel in ein Sieb geben und abtropfen lassen. Dann mit Schalotten, dem Kreuzkümmel und den Curryblättern in einem Mixer ohne Zugabe von Wasser zu einer groben Paste pürieren.

Das Kokosöl in einem Kadai oder einer Pfanne erhitzen und die Senfsamen hineingeben. Darin braten, bis sie anfangen zu knacken. Den rohen Reis dazugeben und anbraten, bis er glasig wird.

Rote Bete, Salz und Kurkuma dazugeben und gut vermischen. Bei geschlossenem Deckel und kleiner Hitze garen, bis die Rote Bete weich ist. Den Deckel abnehmen und die Kokosmischung unterrühren.

Den Deckel erneut auflegen und alles noch etwa 2 weitere Minuten garen. Dann auf Teller oder Schalen verteilen und servieren.

Tipp

Dazu schmeckt Pulao (s. S. 93), Semiya Upma (s. S. 96), Chapathi (s. S. 94) oder Reis.

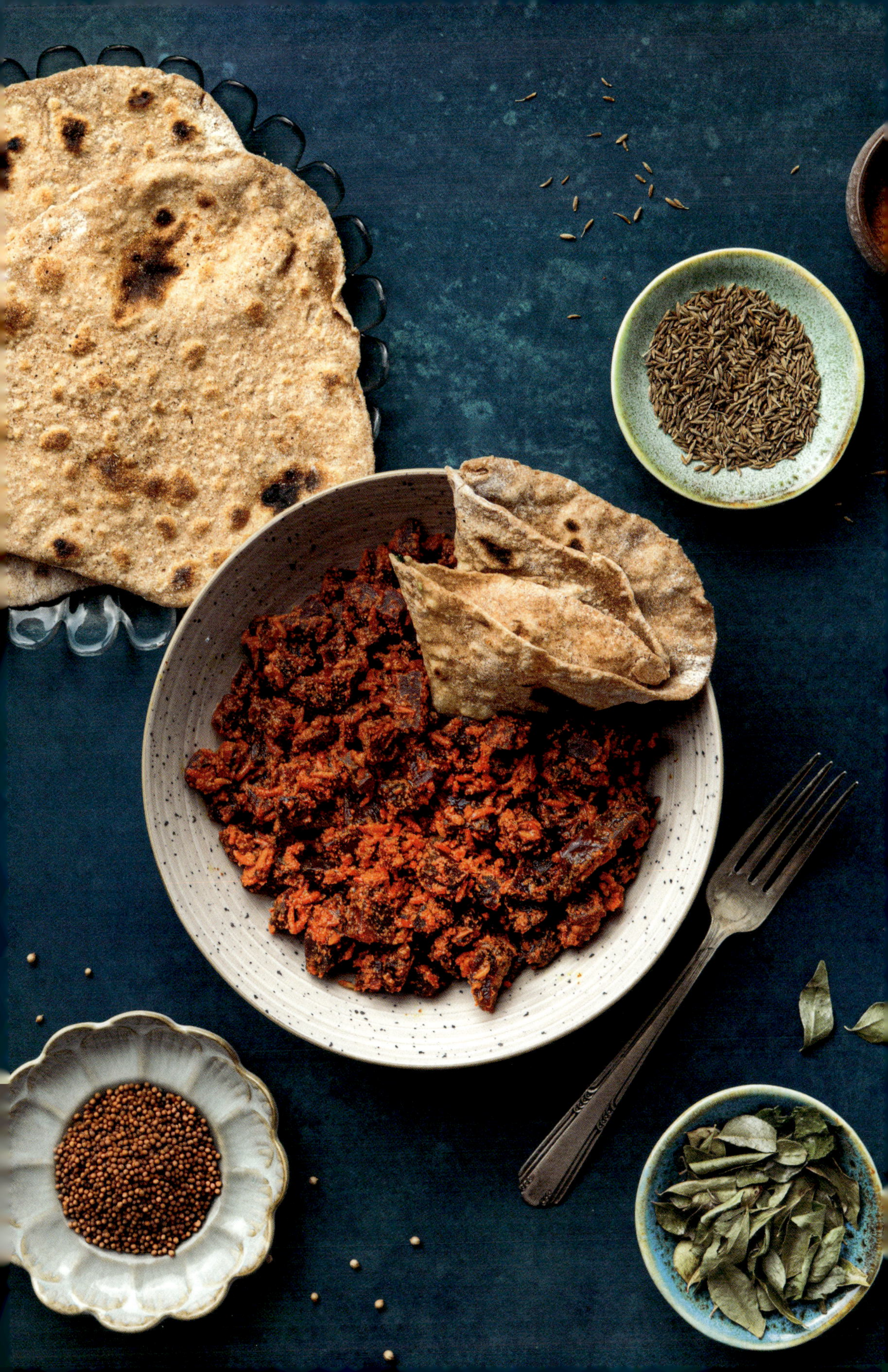

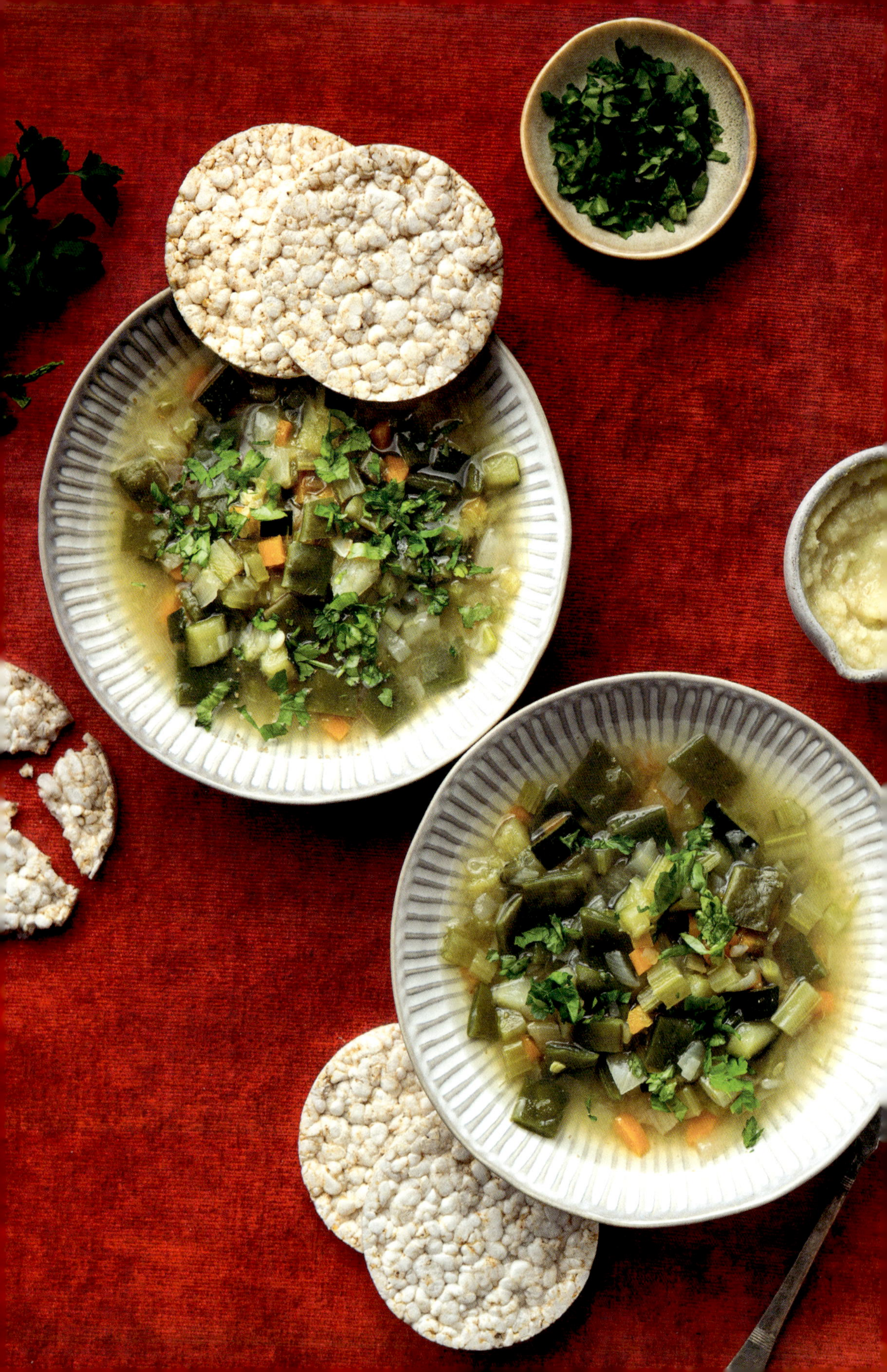

Pachacurry Soup

Bunte Gemüsesuppe

Für 4 Portionen

1 Zwiebel (50 g)
1 Karotte (100 g)
2 Stangen Staudensellerie (100 g)
100 g grüne Bohnen
½ Fenchelknolle (100 g)
1 kleine Zucchini (100 g)
10 g Petersilienblätter
2 EL Olivenöl
2 EL Ingwer-Knoblauch-Paste (s. Rezept unten)
Salz nach Geschmack

Die Zwiebel schälen und fein hacken. Karotte und Sellerie putzen und würfeln. Die Bohnen waschen, putzen und in Stücke schneiden. Fenchel und Zucchini waschen, putzen und ebenfalls würfeln. Die Petersilienblätter waschen, trocken tupfen und fein hacken.

Das Olivenöl in einem Kadai oder einem Topf erhitzen und die Zwiebel darin anbraten, bis sie goldbraun ist.

Ingwer-Knoblauch-Paste in den Topf geben und 1 Minute mitbraten, dann das gesamte Gemüse hinzugeben und 2 Minuten weiterbraten.

1 Liter Wasser angießen, den Deckel auflegen und die Suppe kochen, bis das Gemüse weich ist. Mit Salz abschmecken.

Die Suppe auf Teller verteilen und mit fein gehackter Petersilie bestreut genießen.

Tipp

Dazu schmecken Reiswaffeln oder 1 Scheibe Vollkornbrot.

Zusatz-Rezept

Für die Ingwer-Knoblauch-Paste benötigen Sie 60 g Ingwer, 60 g Knoblauch und wenig Wasser. Ingwer und Knoblauch schälen und in Stücke schneiden. Mit etwa 1 Esslöffel Wasser in einen Mixer geben und zu einer dicken Paste pürieren. Fertig!

Gothambu Kanji

Bulgur-Suppe

Für 2 Portionen

75 g Bulgur
60 g Mungbohnen
1 TL Kreuzkümmelsamen
Salz nach Geschmack
50 ml Kokosmilch (optional)

Bulgur und Mungbohnen in ein Sieb geben und mit Wasser abspülen. Abtropfen lassen, dann in einen Topf umfüllen. 700 ml Wasser hinzugießen, alles aufkochen und weich kochen lassen (besonders schnell geht das in einem Schnellkochtopf).

Den Kreuzkümmelsamen in einem Mörser zerstoßen. Dann den Kreuzkümmel, Salz nach Geschmack und die Kokosmilch hinzufügen. Gut verrühren und servieren.

Tipp

Dazu schmecken vielerlei Chutneys. Probieren Sie zum Beispiel Ulli Chutney (s. S. 140), Thenga Chutney (s. S. 140), Manga Chutney (s. S. 141), Malli Chutney (s. S. 141) oder Avacado Chutney (s. S. 142).

Karat Kanji

Karotten-Suppe

Für 2 Portionen

- 5 Karotten (400 g)
- 70 g Süßkartoffel
- 1 Stange Staudensellerie (50 g)
- 3 Knoblauchzehen (10 g)
- 1 Zwiebel (50 g)
- ½ TL getrockneter Thymian oder Kreuzkümmelsamen
- 25 ml Kokosmilch (optional)
- Salz nach Geschmack
- 5 g Koriander- oder Petersilienblätter

Karotten, Süßkartoffel, Staudensellerie, Knoblauch und Zwiebel schälen. Karotten, Süßkartoffel und Staudensellerie würfeln, Zwiebel und Knoblauch hacken.

Die vorbereiteten Zutaten mit 600 ml Wasser in einen Topf geben. Aufkochen und mit geschlossenem Deckel köcheln lassen, bis das Gemüse weich ist (besonders schnell geht das in einem Schnellkochtopf).

Thymian oder Kreuzkümmel zufügen und kurz weiterköcheln lassen. Dann die Kokosmilch unterrühren und mit Salz nach Geschmack würzen. Auf Teller verteilen und mit Koriander- oder Petersilienblättern bestreut servieren.

Tipp

Dazu schmecken Reiswaffeln oder etwas Vollkornbrot.

Pachacurry Vazhattiyathu

Gemüsecurry-Mischung

Für 4 Portionen

2 Karotten (150 g)
150 g grüne Bohnen
150 g Kürbisfruchtfleisch
150 g Brokkoli
1 Zucchini (150 g)
2 Zwiebeln (140 g)
2 EL Olivenöl
1 TL Kreuzkümmelsamen
½ TL Kurkumapulver
Salz nach Geschmack
4 Stängel Koriander nach Belieben

Karotten schälen und würfeln. Die Bohnen waschen, putzen und in mundgerechte Stücke schneiden. Das Kürbisfruchtfleisch würfeln, den Brokkoli in Röschen teilen und die Zucchini waschen, putzen und ebenfalls würfeln. Die Zwiebeln schälen und fein hacken.

Das Olivenöl in einem Kadai oder einer Pfanne erhitzen. Den Kreuzkümmel hineingeben und unter Rühren anbraten. Dann die Zwiebeln zugeben. Alles gut vermengen und Kurkuma unterrühren.

Das klein geschnittene Gemüse hinzugeben und etwas Salz nach Geschmack. Mit geschlossenem Deckel und bei kleiner Hitze köcheln lassen, bis alles weich ist (ca. 25 Minuten).

Koriander waschen und trocken schütteln, die Blätter abzupfen. Das Curry auf Teller oder Schalen verteilen und mit Koriander bestreut servieren.

Tipp

Dazu schmeckt zum Beispiel Pulao (s. S. 93), Semiya Upma (s. S. 96), Chapathi (s. S. 94) oder Reis.

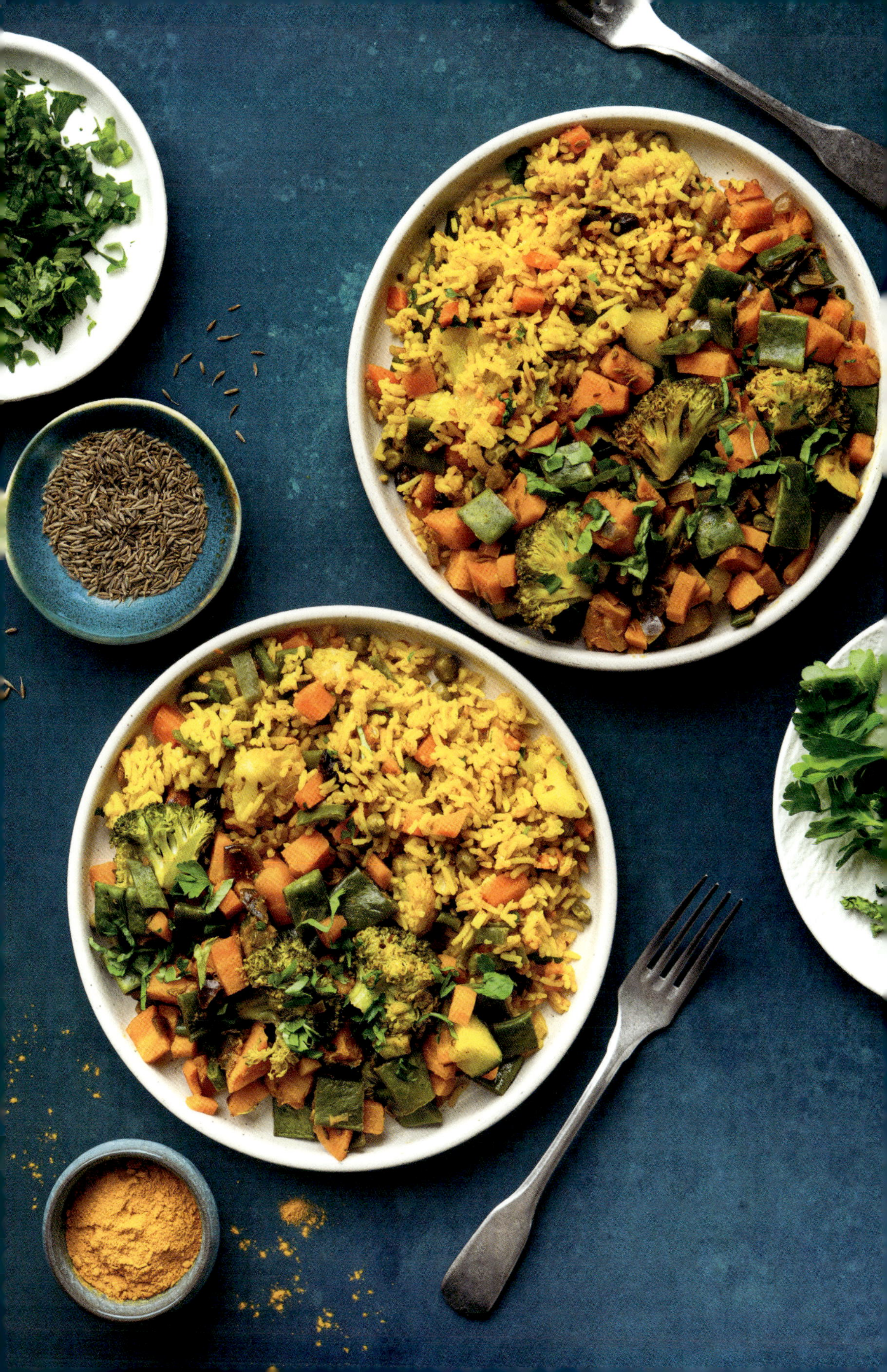

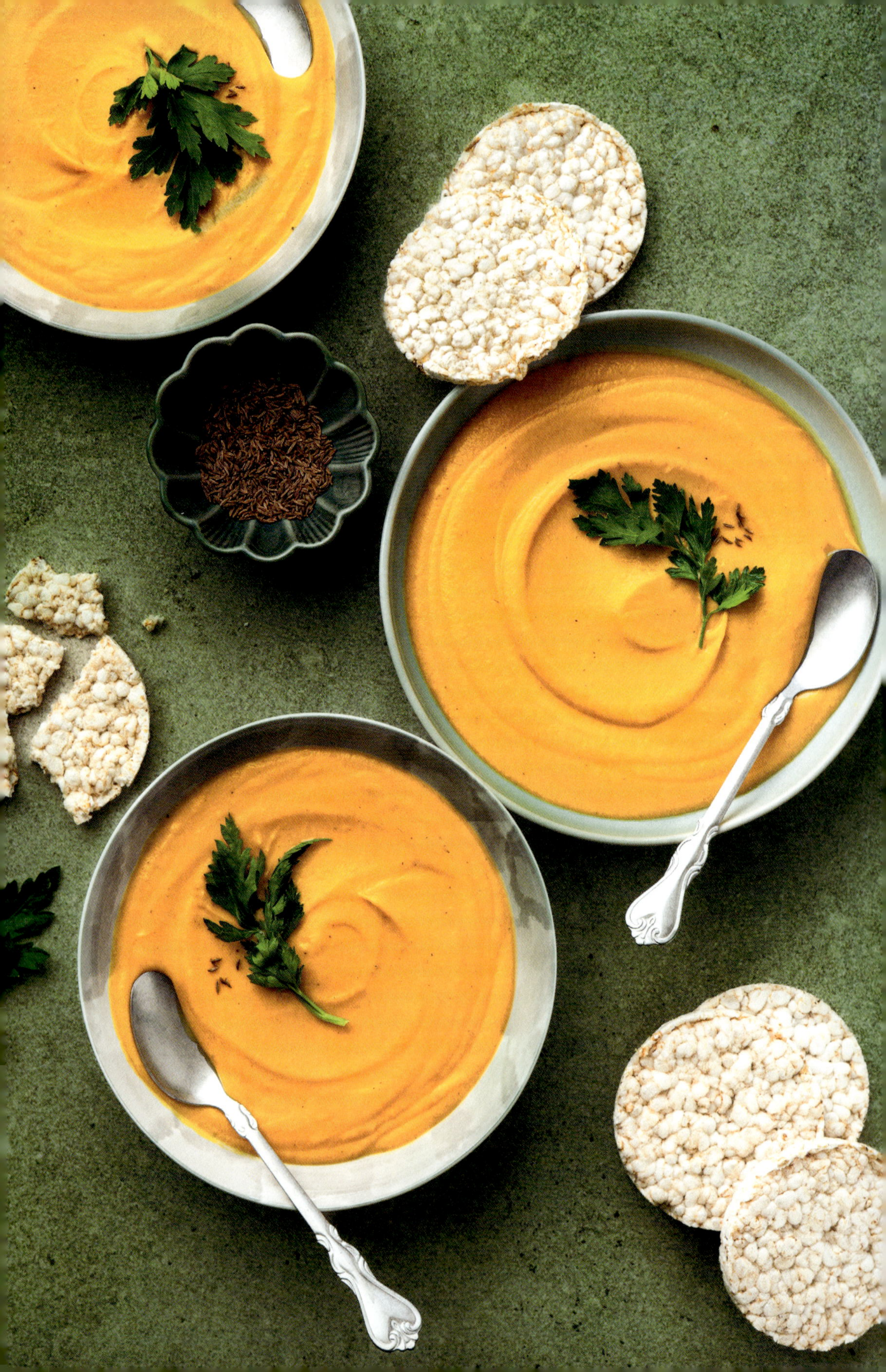

Mathanga Soup

Kürbis-Suppe

Für 2 Portionen

350 g Hokkaido-Kürbis
50 g Süßkartoffel
1 kleine Karotte (50 g)
3 Knoblauchzehen (10 g)
1 Zwiebel (50 g)
½ TL getrocknete Thymianblätter oder ½ TL Kreuzkümmelsamen
25 ml Kokosmilch (optional)
Salz nach Geschmack
5 g Koriander- oder Petersilienblätter

Kürbis, Süßkartoffel, Karotte, Knoblauch und Zwiebel schälen. Kürbis, Süßkartoffel und Karotte würfeln, Knoblauch und Zwiebel hacken.

Die vorbereiteten Zutaten mit 600 ml Wasser in einen Topf geben. Aufkochen und mit geschlossenem Deckel köcheln lassen, bis das Gemüse weich ist. Thymian oder zerstoßenen Kreuzkümmel zufügen und kurz weiterköcheln lassen.

Den Topf vom Herd ziehen und die Suppe mit einem Stabmixer pürieren. Dann die Kokosmilch unterrühren und die Suppe mit Salz abschmecken.

Die Kürbissuppe auf Teller verteilen und mit Koriander- oder Petersilienblättern bestreut servieren.

Tipp

Dazu passt gekochter Reis, aber auch Reiswaffeln oder etwas Vollkornbrot.

Cheera Soup

Spinat-Suppe

Für 2 Portionen

- 350 g Spinat
- 1 Zwiebel (50 g)
- 3 Knoblauchzehen (10 g)
- 1 EL Olivenöl
- 1 TL Kreuzkümmelsamen
- 50 ml Kokosmilch (optional)
- Salz nach Geschmack
- 1 TL Ghee

Den Spinat putzen, waschen und abtropfen lassen. Zwiebel und Knoblauch schälen und hacken.

Das Olivenöl in einem Kadai oder einem Topf erhitzen. Kreuzkümmelsamen und Knoblauch hinzugeben und kurz anschwitzen.

Die Zwiebel hinzugeben, ca. 2 Minuten anbraten, dann den Spinat dazugeben. Mit geschlossenem Deckel köcheln lassen, bis er schön zart ist, dann vom Herd ziehen und abkühlen lassen.

Den Spinat in einen Mixer umfüllen. 500 ml Wasser dazugießen und alles cremig pürieren. Zurück in den Kadai oder in den Topf gießen.

Die Spinatsuppe aufkochen, die Kokosmilch unterrühren und die Suppe mit Salz abschmecken. Zum Schluss das Ghee hineinrühren. Die Suppe auf Teller oder Schalen verteilen und servieren.

Tipp

Zur Suppe passen gut Reiswaffeln oder 1 Scheibe Vollkornbrot.

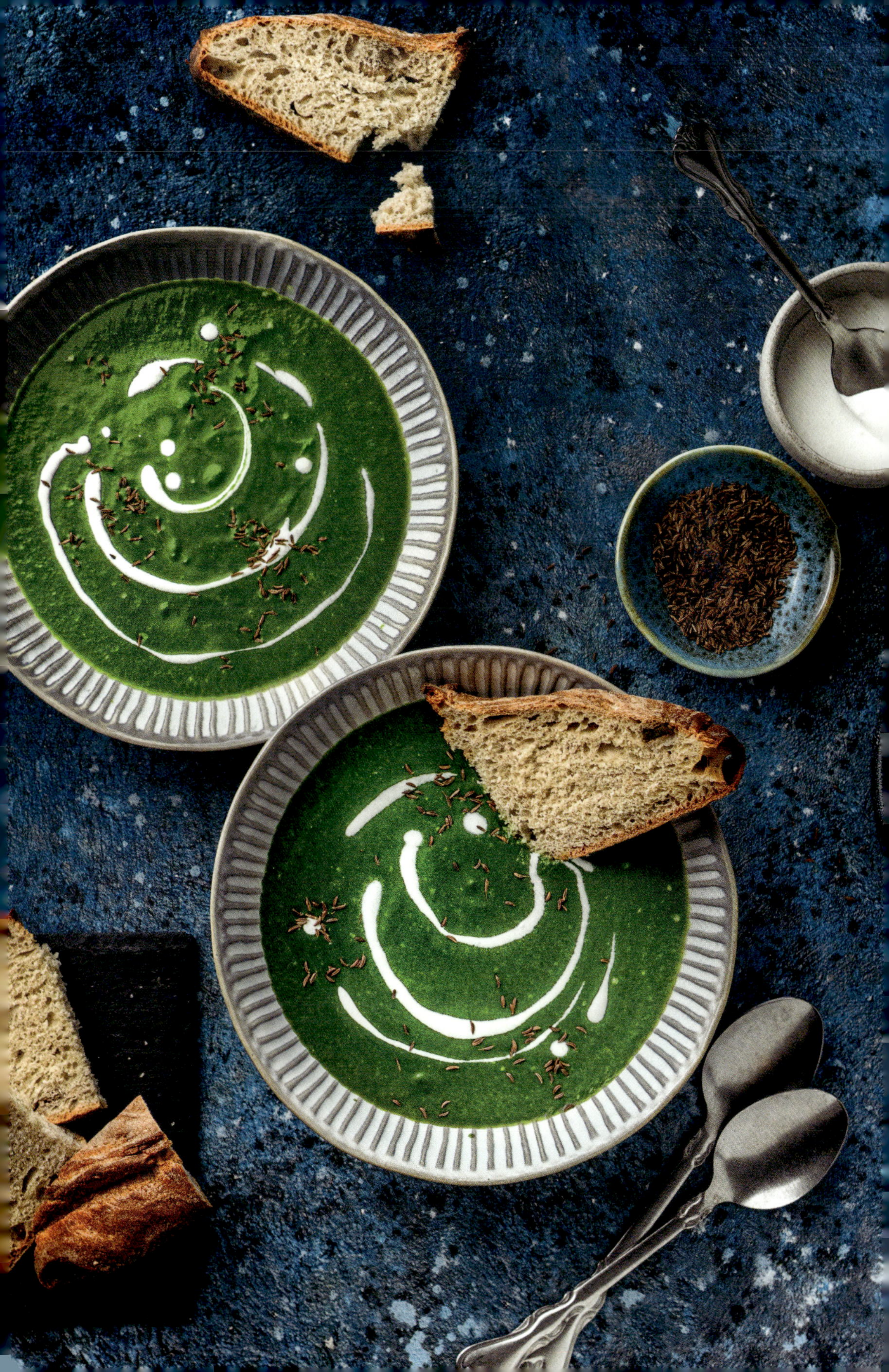

Cherupayar Uluva Kanji

Mungbohnen-Suppe

Für 2 Portionen

50 g Mungbohnen
75 g Vollkornreis
1 TL gemahlener Bockshornkleesamen
1 TL Kreuzkümmelsamen
Salz nach Geschmack

Die Mungbohnen und den Reis gründlich waschen. In eine Schüssel geben, mit Wasser bedecken und darin 2–3 Stunden einweichen.

Die Mungbohnen abgießen und mit Bockshornklee und Kreuzkümmelsamen in einen Topf geben. 500 ml Wasser dazugießen, etwas salzen und alles aufkochen.

Die Suppe köcheln lassen, bis alles weich ist (besonders schnell geht das in einem Schnellkochtopf). Mit Salz abschmecken und servieren.

Broccoli Kanji

Brokkoli-Suppe

Für 2 Portionen

2 kleine Köpfe Brokkoli (650 g)
1 Stange Staudensellerie
1 Zwiebel
100 ml Kokosmilch
Salz nach Geschmack
½ TL Kurkuma
1 Prise Muskat

Den Brokkoli und Sellerie waschen, putzen und in kleine Stücke schneiden. Die Zwiebel schälen und ebenfalls in kleine Stücke schneiden.

Das Gemüse mit 500 ml Wasser in einen Topf geben. Den Deckel auflegen, alles aufkochen und bei mittlerer Hitze so lange köcheln lassen, bis alles weich ist.

Den Topf vom Herd ziehen und die Suppe mit einem Stabmixer cremig pürieren. Die Kokosmilch, etwas Salz und Kurkuma unterrühren. Zurück auf den Herd stellen und nochmals aufkochen.

Die Suppe auf Teller oder Schalen verteilen und mit Muskat bestreut servieren.

Tipp

Zur Suppe schmecken Reiswaffeln oder Vollkornbrot.

Beetroot Thengapal Soup

Rote-Bete-Suppe mit Kokosmilch

Für 2 Portionen

2 kleine Knollen Rote Bete (250 g)
1 Zwiebel (50 g)
1 kleine Karotte (50 g)
½ dünne Stange Staudensellerie (25g)
15 g Lauch- oder Frühlingszwiebelgrün
10 g Ingwer
1 EL Korianderblätter
2 EL Olivenöl
250 ml Kokosmilch
Salz nach Geschmack

Die Rote Bete schälen und auf der Küchenreibe raspeln. Zwiebel, Karotte und Sellerie schälen bzw. putzen. Die Zwiebel hacken, Karotte und Sellerie würfeln.

Lauch oder Frühlingszwiebeln waschen, putzen und das Grüne in Ringe schneiden. Ingwer schälen und fein hacken. Die Korianderblätter abspülen und abtropfen lassen.

Das Olivenöl in einem Topf erwärmen, Ingwer und Zwiebel dazugeben und anbraten, bis der rohe Geruch verschwindet.

Sellerie, Lauch, Karotte und Rote Bete dazugeben und mit Wasser bedecken. Den Deckel auflegen und alles aufkochen. Bei mittlerer Hitze köcheln lassen, bis das Gemüse weich ist.

Den Topf vom Herd ziehen und mit dem Stabmixer alles gut pürieren. Die Kokosmilch unterrühren, dann den Topf wieder auf den Herd stellen und die Suppe aufkochen. Mit etwas Salz abschmecken, dann auf Teller verteilen und mit Korianderblättern bestreut servieren.

Tipp

Zu dieser Suppe schmecken Reiswaffeln oder etwas Vollkornbrot.

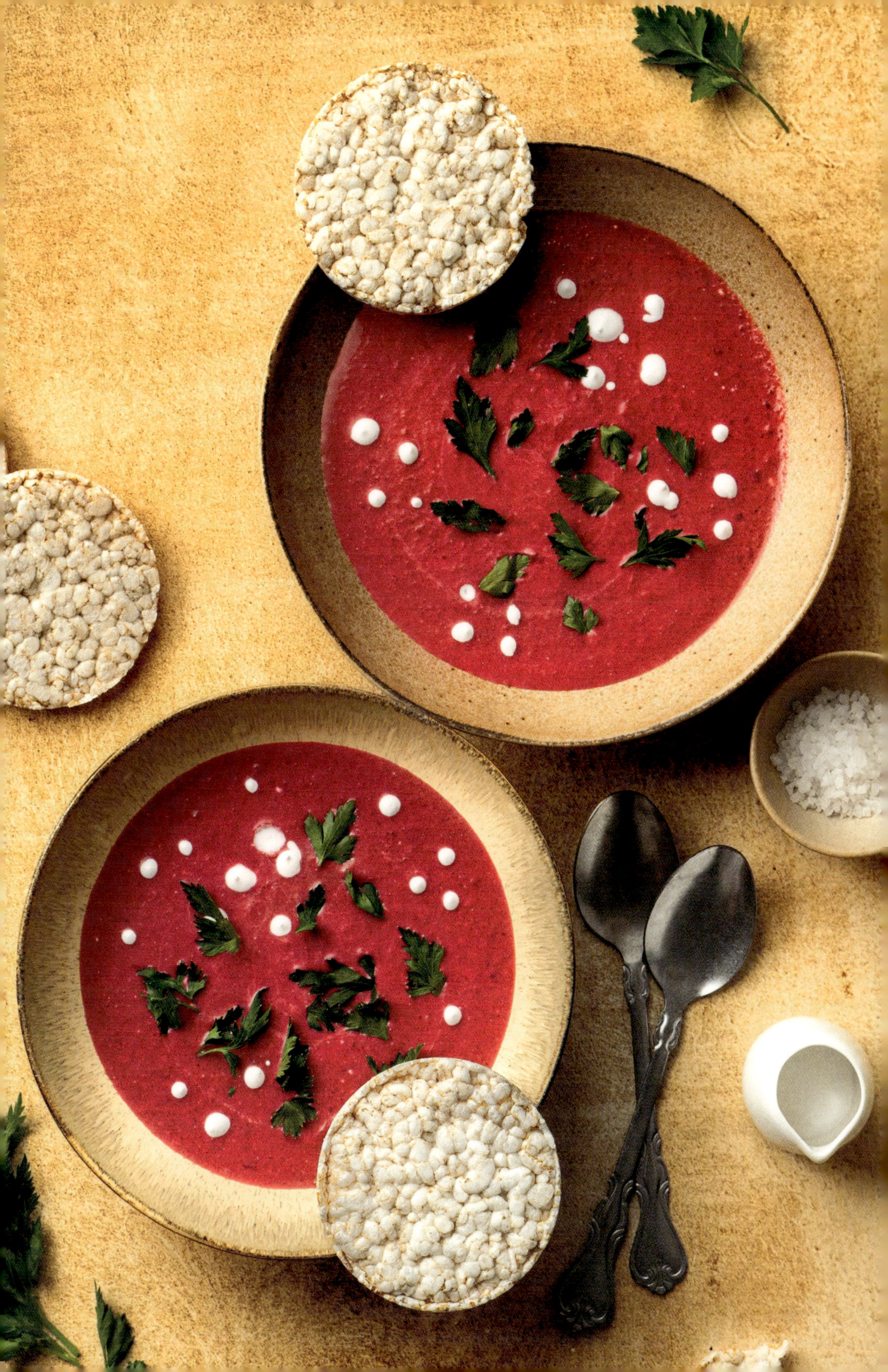

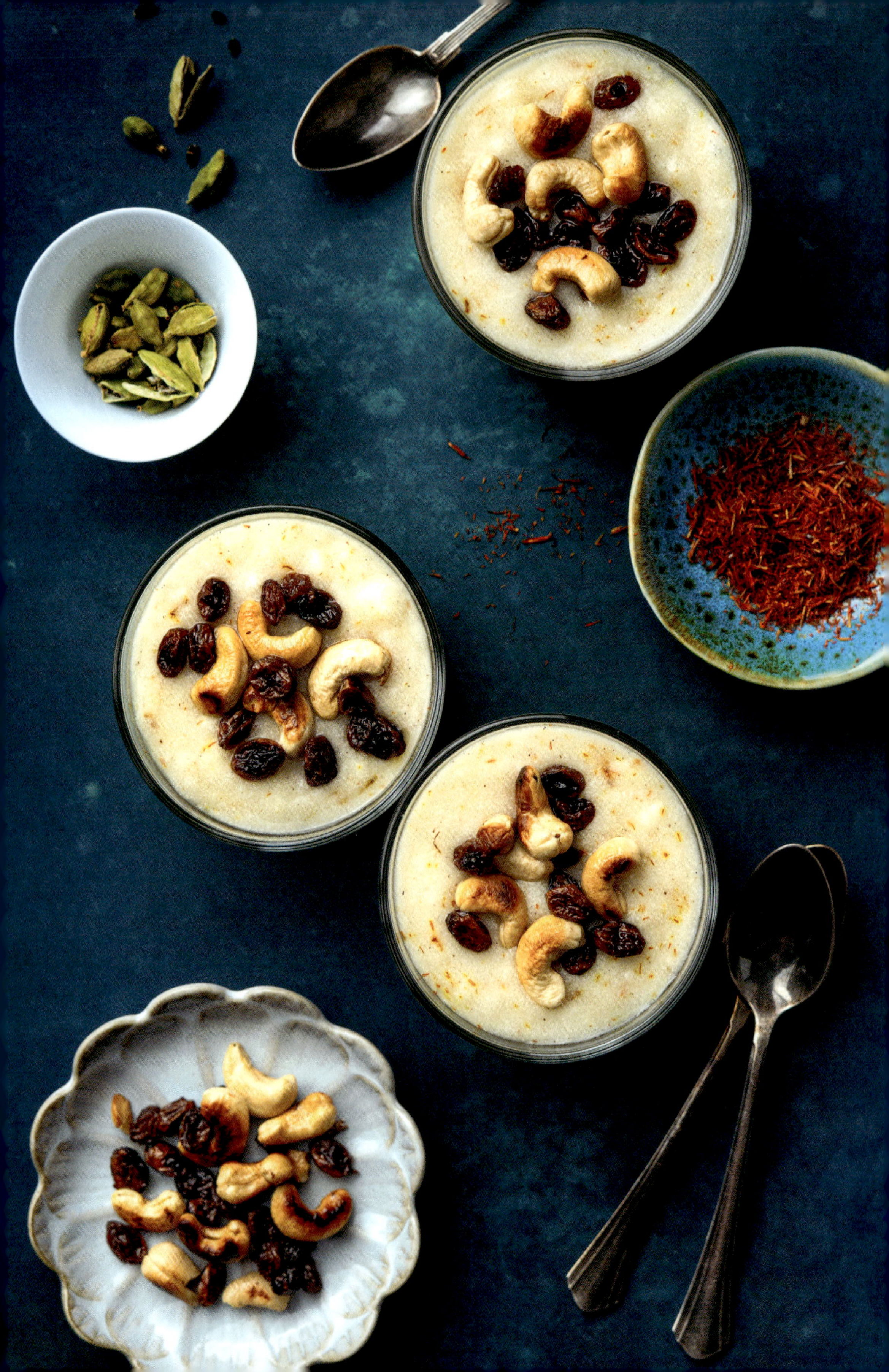

Rava Kesari
Grießpudding

Für 2 Portionen

- 2 Prisen Safranfäden
- 3 Kardamomkapseln
- 12 Cashewkerne
- 250 g Hartweizengrieß
- 4 EL Ghee
- 10 Rosinen
- 100 g Zucker

Den Safran in eine kleine Schale geben und in 2 Esslöffeln warmem Wasser bis zur weiteren Verwendung einweichen.

Die Kardamomkapseln öffnen und die schwarzen Samen im Mörser fein zermahlen. Die Cashewkerne grob hacken.

2 Esslöffel Ghee in einem Topf erhitzen und die Cashewkerne darin goldbraun anbraten. Die Rosinen zugeben und so lange weiterbraten, bis sie prall aussehen. Dann Rosinen und Cashewkerne aus dem Topf heben und beiseitestellen.

600 ml Wasser aufkochen. Den Grieß in den Topf ins verbliebene Ghee geben und darin bei mittlerer Hitze unter Rühren anbraten. Er soll knusprig werden, aber nicht bräunen.

Das kochende Wasser unter ständigem Rühren zum Grieß gießen und darauf achten, dass keine Klumpen entstehen. Bei mittlerer Hitze so lange unter Rühren weiterköcheln lassen, bis das Wasser vom Grieß vollständig aufgenommen wurde. Bei kleiner Hitze weitere 2 Minuten köcheln lassen, dann den Zucker unterrühren und so lange weiterköcheln, bis die Feuchtigkeit verdunstet ist.

Kardamom und Safran mit dem Einweichwasser zum Grieß geben und zusammen mit 2 Esslöffeln Ghee unterrühren.

Den Grießpudding auf Schalen verteilen und mit Cashewkernen und Rosinen bestreut servieren.

Ragi Pudding
Hirsepudding

Für 2 Portionen

100 ml Kokosmilch
4 EL Hirsemehl
2 Kardamomkapseln
1 ½ TL Palmzucker
1 EL Ghee
5 Cashewkerne

Die Kokosmilch mit 400 ml Wasser in einem Topf verrühren. Das Hirsemehl hinzugeben und mit dem Schneebesen unterrühren, damit keine Klumpen entstehen. Die Kardamomkapseln öffnen und die schwarzen Samen im Mörser fein zermahlen.

Den Topf auf den Herd stellen, Kardamom und Palmzucker unterrühren und alles aufkochen. Dabei immer mal wieder umrühren. So lange kochen, bis ein cremiger Pudding entstanden ist.

Das Ghee in einer Pfanne erhitzen, die Cashewkerne grob hacken. Cashews im Ghee goldbraun braten.

Den Hirsepudding auf Schalen verteilen und mit den Cashewkernen bestreut servieren.

Badam Inthapazham Unda

Mandel-Dattel-Kugeln

Für 2 Portionen

100 g Mandeln
3 Kardamomkapseln
100 g Datteln
3 EL Kokosraspel
1 EL Ghee

Die Mandeln in einer Pfanne ohne Fett goldbraun anrösten, dann beiseitestellen. Die Kardamomkapseln öffnen und die schwarzen Samen im Mörser fein zermahlen.

Kardamom mit den abgekühlten Mandeln im Mixer grob mahlen.

Die Datteln in kleine Stücke schneiden. Die Kokosraspel in einer Pfanne ohne Fett so lange rösten, bis sie leicht Farbe annehmen. Dann beiseitestellen.

Mandeln und Datteln in einem Mixer mit den abgekühlten Kokosraspeln pürieren. Alles in eine Schale geben. Das Ghee hinzugeben und mit den Händen gut untermengen. Dann die Mischung mit den Händen zu kleinen Kugeln rollen und genießen.

Tipp

Die Kugeln sind ein köstlicher Nachtisch, sie eignen sich aber auch als Energie-Snack.

Mishrita Unda

Nüsse-Samen-Kugeln

Für 2 Portionen

50 g Mandeln
50 g Walnusskerne
50 g Cashewkerne
10 g Leinsamen
10 g Sesamsamen
30 g Kürbiskerne
30 g Sonnenblumenkerne
3 Gewürznelken
60 g Datteln
1 EL Ghee

Mandeln, Walnüsse und Cashewkerne in eine Pfanne geben und ohne Zugabe von Fett goldbraun rösten. In eine Schale umfüllen und beiseitestellen.

Leinsamen und Sesamsamen in die Pfanne geben. Ebenfalls ohne Fett rösten, bis sie anfangen zu duften. Zu den Nüssen umfüllen.

Kürbiskerne und Sonnenblumenkerne in die Pfanne geben und rösten, bis sie leicht Farbe annehmen. Dann ebenfalls zu den Nüssen geben.

Die Nelken in einem Mörser fein zermahlen. Die Datteln sehr fein hacken.

Nüsse, Samen und Nelken im Standmixer zu einem groben Pulver mahlen. In eine Schale umfüllen. Die Datteln hinzugeben und gut vermischen. Dann das Ghee hinzugeben und mit den Händen untermengen. Aus der Mischung mit den Händen kleine Kugeln formen und genießen.

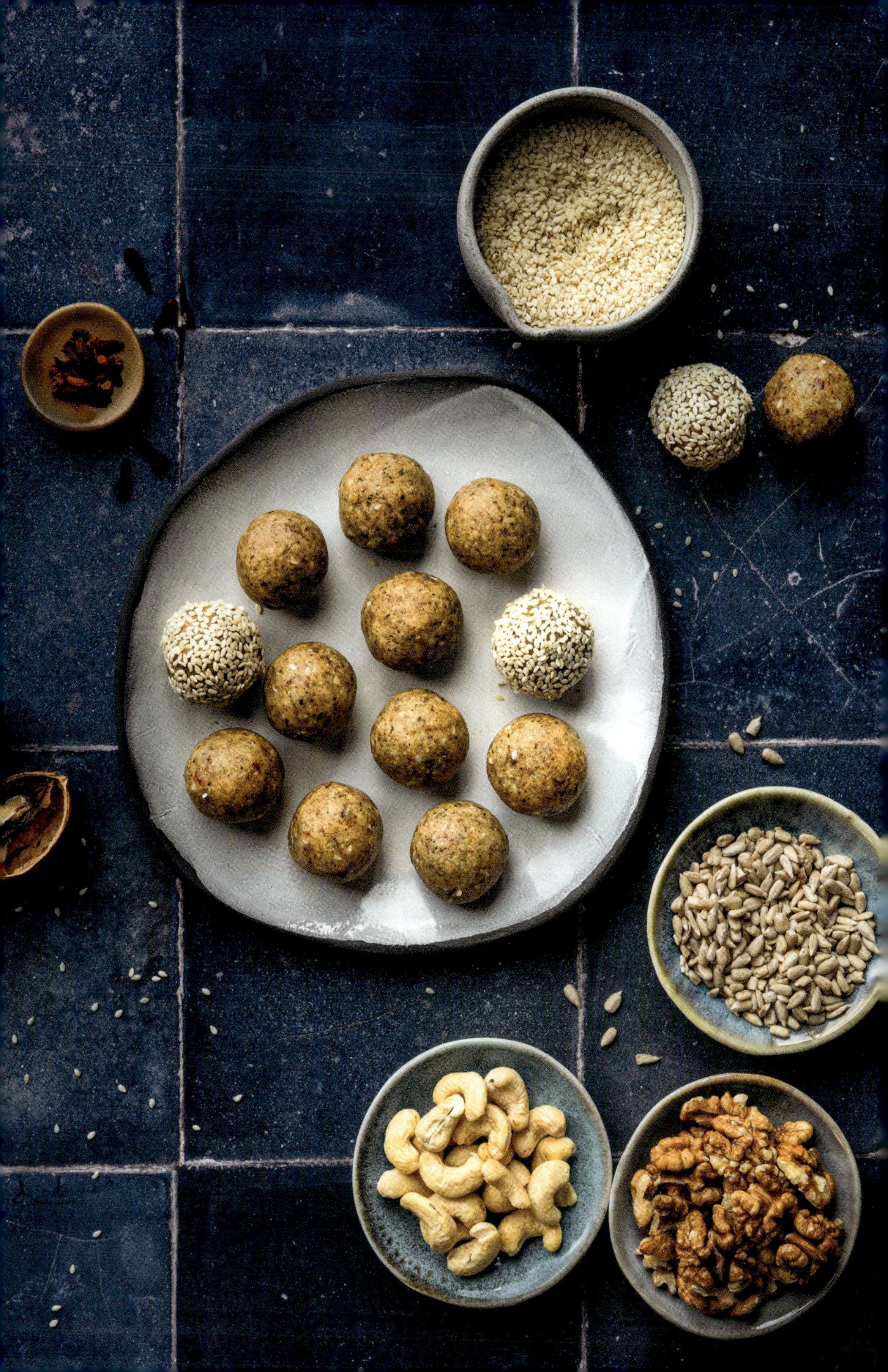

Ulli Chutney

Zwiebel-Chutney

Für 2 Portionen

2 rote Zwiebeln (100 g)
10 g Ingwer
1 EL Kokosöl
10 frische oder getrocknete Curryblätter
Salz nach Geschmack

Die Zwiebeln schälen, halbieren und in dünne Scheiben schneiden. Den Ingwer schälen und fein hacken.

Das Kokosöl in einer Pfanne erhitzen. Ingwer und Curryblätter darin kurz anbraten, dann die Zwiebeln hinzugeben. So lange braten, bis die Zwiebeln eine goldbraune Farbe annehmen.

Die Pfanne vom Herd nehmen, die Mischung abkühlen lassen, dann in einem Standmixer zu einer Paste pürieren und mit Salz abschmecken.

Thenga Chutney

Kokosnuss-Chutney

Für 2 Portionen

1 Schalotte (20 g)
10 g Ingwer
7 EL Kokosraspel
10 frische oder getrocknete Curryblätter
Salz nach Geschmack

Die Schalotte schälen und hacken, den Ingwer schälen und hacken. Beides zusammen mit den Kokosraspeln und den Curryblättern in einen Standmixer geben.

Etwa 50 ml Wasser hinzugeben und alles zu einer groben Paste pürieren. Zum Schluss mit Salz abschmecken.

Tipp

Beide Chutneys sind eine schöne Ergänzung zu vielerlei Gerichten. Probieren Sie sie zum Beispiel zu Rava Dosa (s. S. 70), Gothambu Dosa (s. S. 74), Upma (s. S. 79), Rava Appam (s. S. 80), Neer Dosa (s. S. 82), Ragi Dosa (s. S. 88), Ragi Upma (s. S. 89), Bread Cutlet (s. S. 90), Pulao (s. S. 93), Semiya Upma (s. S. 96), Chapathi (s. S. 94) oder Reis.

Manga Chutney
Mango-Chutney

Für 2 Portionen

50 g Mangofruchtfleisch
1 Schalotte (20 g)
10 g Ingwer
5 EL Kokosraspel
10 frische oder getrocknete Curryblätter
Salz nach Geschmack

Das Mangofruchtfleisch würfeln und in einen Standmixer geben. Schalotte und Ingwer schälen und hacken. Beides zusammen mit den Kokosraspeln und den Curryblättern zur Mango geben.

Die Mischung zu einer groben Paste pürieren, dabei etwa 50 ml Wasser zugießen. Das Chutney zum Schluss mit Salz abschmecken.

Malli Chutney
Koriander-Chutney

Für 2 Portionen

1 Schalotte (20 g)
10 g Ingwer
30 g Korianderblätter
5 EL Kokosraspel
10 frische oder getrocknete Curryblätter
Salz nach Geschmack

Schalotte und Ingwer schälen und hacken. In einen Standmixer geben. Koriander waschen, trocken schütteln, grob hacken und ebenfalls in den Mixer geben. Kokosraspel und Curryblätter dazugeben.

Die Mischung zu einer dicken, groben Paste pürieren. Dabei etwa 50 ml Wasser hinzugießen. Zum Schluss mit Salz abschmecken.

Tipp

Beide Chutneys sind eine schöne Ergänzung zu vielerlei Gerichten. Probieren Sie sie zum Beispiel zu Rava Dosa (s. S. 70), Gothambu Dosa (s. S. 74), Upma (s. S. 79), Rava Appam (s. S. 80), Neer Dosa (s. S. 82), Ragi Dosa (s. S. 88), Ragi Upma (s. S. 89), Bread Cutlet (s. S. 90), Pulao (s. S. 93), Semiya Upma (s. S. 96), Chapathi (s. S. 94) oder Reis.

Avacado Chutney

Avocado-Chutney

Für 2 Portionen

1 Knoblauchzehe
10 g Ingwer
1 Avocado
5 g Korianderblätter
Salz nach Geschmack

Knoblauch und Ingwer schälen und hacken. In einen Standmixer geben. Die Avocado halbieren, den Stein entfernen und das Fruchtfleisch herauslösen. Zusammen mit den Korianderblättern ebenfalls in das Püriergefäß geben.

Alles zu einer dicken, groben Paste verrühren, dabei etwa 50 ml Wasser zugießen. Zum Schluss mit Salz abschmecken.

Tipp

Das Chutney ist eine schöne Ergänzung zu vielerlei Gerichten. Probieren Sie es zum Beispiel zu Rava Dosa (s. S. 70), Gothambu Dosa (s. S. 74), Upma (s. S. 79), Rava Appam (s. S. 80), Neer Dosa (s. S. 82), Ragi Dosa (s. S. 88), Ragi Upma (s. S. 89), Bread Cutlet (s. S. 90), Pulao (s. S. 93), Semiya Upma (s. S. 96), Chapathi (s. S. 94) oder Reis.

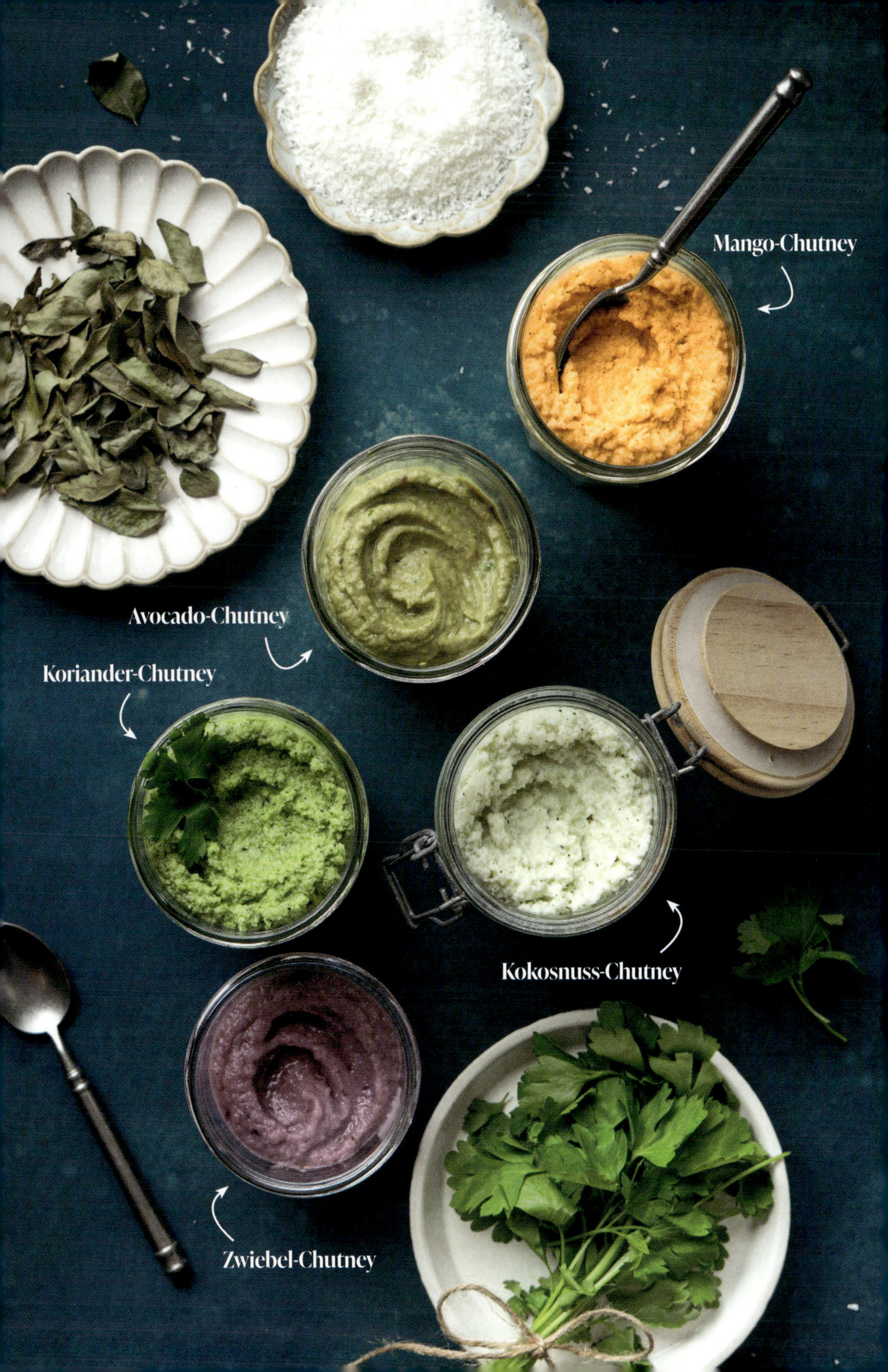
Mango-Chutney
Avocado-Chutney
Koriander-Chutney
Kokosnuss-Chutney
Zwiebel-Chutney

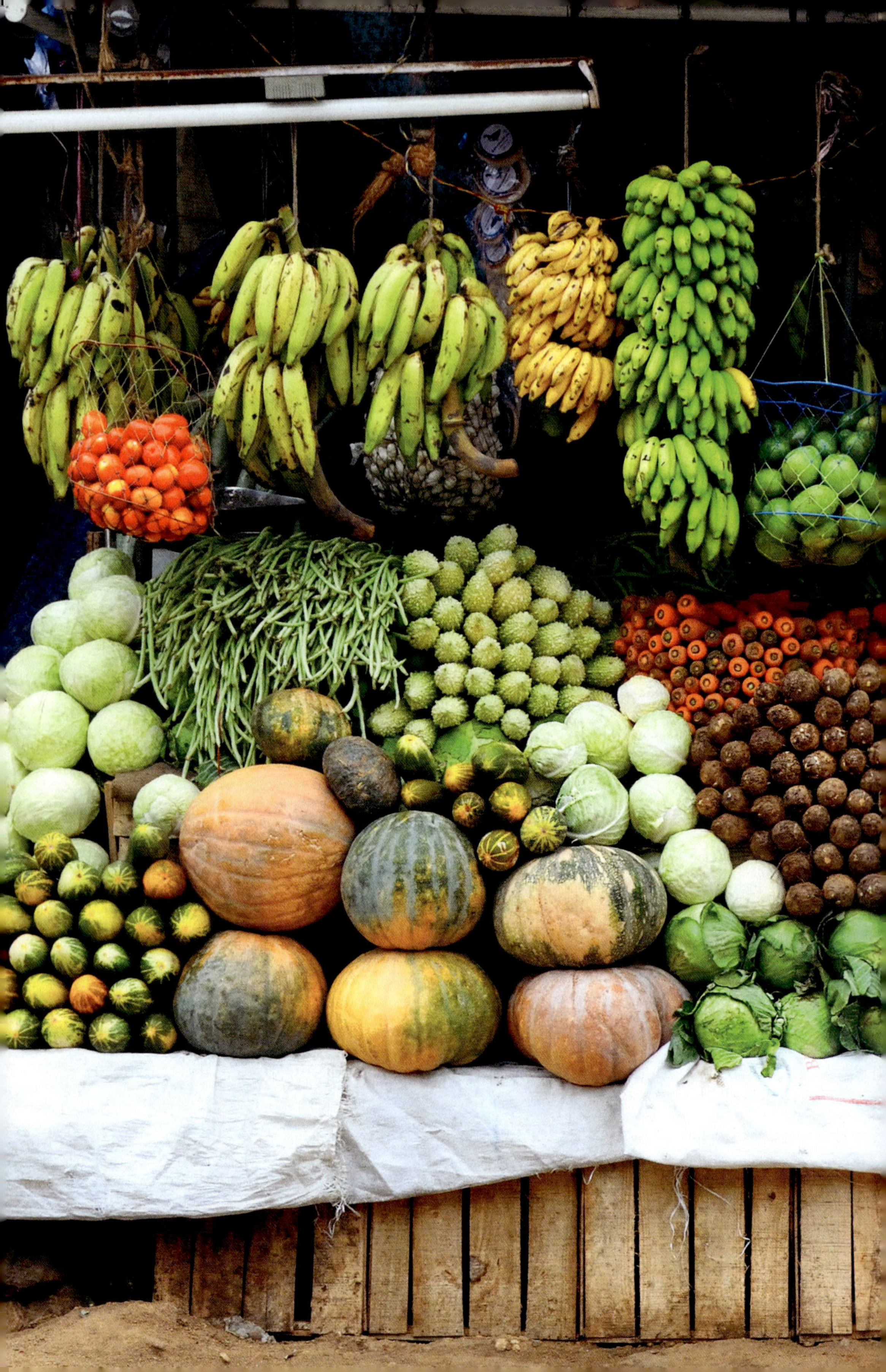

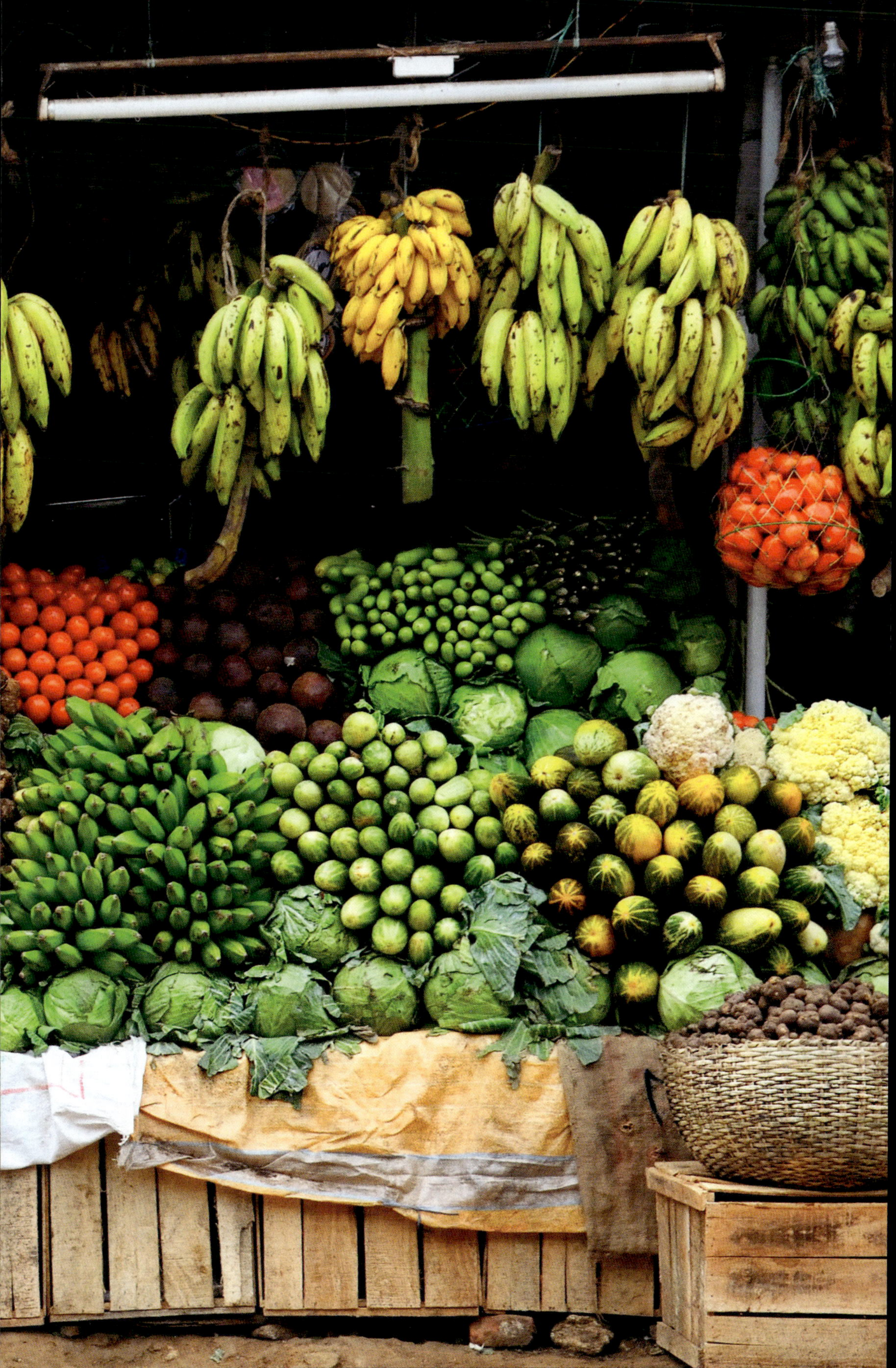

5. Behandlungsstrategien im Ayurveda

5.2 Phase 1b – Aktivitäten

Nachdem ich Ihnen die Bedeutung der Ernährung im Rahmen des ayurvedischen Konzepts ausführlich dargelegt habe, möchte ich nun auf einen weiteren Kernbereich der ersten Behandlungsphase eingehen. Die Rede ist von Aktivitäten, also all den Angewohnheiten, die Ihren Lebensstil prägen. Ihr Nutzen- oder Schadenspotenzial hängt vom Krankheitszustand ab. Und doch gibt es ein paar Angewohnheiten, von denen ich grundsätzlich abraten möchte. Rauchen, Alkoholkonsum oder der Konsum anderer Schadstoffe ist nicht empfehlenswert. Des Weiteren möchte ich Sie dazu anhalten, sich nicht der Kälte und dem Wind auszusetzen, sondern Ihren Körper warm zu halten. Bewegungs- und Entspannungsmethoden wie Yoga, Qi Gong, Tai Qi und Meditation sind der Gesundheit zuträglich. Allerdings sollten sich die Ausführung und die Intensität am Krankheitszustand orientieren.

5.2.1 Yoga – ein therapeutischer Weg

Yoga erfreut sich weltweit zunehmender Beliebtheit. Seine positiven Auswirkungen auf die Gesundheit sind gut erforscht und belegt. Doch wie bei Ayurveda hat sich auch hier ein Wildwuchs an neuen Methoden und Yoga-Arten etabliert, die mit dem eigentlichen Yoga nicht mehr viel gemein haben. Erfindungen wie Kundalini-Yoga oder Hormon-Yoga sind nur zwei Beispiele, nicht zu reden von den ekstatischen Verrenkungen, die in einem Affentempo zu einpeitschenden Klängen in so manch hippem Yoga-Studio vollführt werden. Wer Yoga falsch praktiziert, kann davon krank werden. Die Folgen westlicher Yoga-Kreationen sehe ich regelmäßig bei meinen Patienten. Klassisches Yoga ist in acht Schritte unterteilt und wird daher auch Ashtanga-Yoga genannt. Ashtanga bedeutet acht Glieder. Im Yoga-Kontext sind die acht Glieder bzw. acht Schritte des Yoga gemeint.

Die acht Glieder des Yoga sind

Yama, Niyama, Asana, Pranayama, Pratyahara, Dharana, Dhyana und Samadhi.

Wenn Sie Yoga lernen wollen, sollten Sie versuchen, diese Abfolge einzuhalten. Sie können sich das wie in der Schule vorstellen. Erst sind Sie im Kindergarten, dann in der ersten Klasse usw., bis Sie die Schule schließlich beenden, einen Beruf erlernen oder studieren.

Mit Yama und Niyama lernen Sie Ethik, Regeln und Vorschriften, die Sie in Ihrem Leben befolgen sollten. Stufe drei sind Asanas, verschiedene Körperhaltungen, die zur Flexibilität und Stabilität Ihres Körpers beitragen. Durch die Ausführung der Asanas weiten sich Ihre Körperkanäle und werden flexibler. Wenn Sie die Asanas beherrschen, können Sie zur nächsten Stufe übergehen, zu Pranayama, den Atemtechniken. Im Zuge der Weitung der Kanäle durch Asana können Prana (die Lebensenergie) und sauerstoffreiches Blut ungehindert fließen. Würden Sie hingegen erst Pranayama und dann Asanas praktizieren, wäre der Nutzen deutlich geringer. Sobald man die Pranayama-Techniken beherrscht, kann man die nachfolgenden drei Schritte erlernen. Sie umfassen Konzentrations- und Meditationsmethoden.

Das ultimative Ziel eines Yogi (eines wahren Yoga-Meisters) ist der Zustand der Erleuchtung. Erleuchtung erreicht, wer ausschließlich für dieses Ziel lebt und Yoga praktiziert. Es ist der Schritt, bei dem sich Geist und Seele vereinen.

Für normale Menschen, die mit ihrem Alltag beschäftigt sind, ist dieses Ziel nur schwer erreichbar. Solche Menschen können die ersten fünf Schritte üben, wovon sie in jedem Fall profitieren. Ich will Sie nicht desillusionieren, aber es lohnt sich nicht, sich zu sehr anzustrengen, um über den fünften Schritt hinauszugehen. Dadurch können psychische oder psychosomatische Erkrankungen hervorgerufen werden. Auch zu häufiges Praktizieren von Asanas ohne entsprechende Anleitung kann zu gesundheitlichen Problemen führen.

Positive Effekte des Yoga

Aktuelle Forschungsarbeiten konnten die positiven Yoga-Effekte, insbesondere der Asanas und der Atemtechniken auf viele chronische Krankheiten bestätigen. Mit Yoga können wir die Behandlung verschiedener Krankheiten unterstützen, z. B. Asthma, Bluthochdruck, Stoffwechselerkrankungen, chronische Schmerzen sowie psychische und psychosomatische Erkrankungen.

5.3 Phase 1c – Verschreibungen/Rezepte

Nun kommen wir zum dritten Teil der ersten Behandlungsphase, in der individuelle ayurvedische Medikamente oral verabreicht werden.

Die meisten originalen Ayurveda-Medikamente sind Kombinationen (Yoga) von Heilpflanzen. Ja, Sie haben richtig gelesen. Mit Yoga ist nicht nur der eben beschriebene Pfad gemeint. Das Sanskritwort Yoga bedeutet „Kombination".

Hier ist jetzt die Kombination von Heilpflanzen gemeint. Bei diesen Yogas handelt es sich, wissenschaftlich korrekt formuliert, um polyherbale Arzneimittel, sogenannte Vielstoffgemische. Sie wurden in langjähriger praktischer Erfahrung entwickelt mit dem Ziel, optimale Wirkung zu erzielen.

Polyherbale Kombinationen haben sich als wirksamer erwiesen im Vergleich zu einzelnen Kräutern. Die meisten klassischen ayurvedischen Zubereitungen sind Vielstoffgemische und bestehen aus Kombinationen von drei bis zu 80 Pflanzen. Sie werden nach entsprechenden Rezepturen kombiniert, damit die Formel ausgewogen und reproduzierbar ist.

Bei der Kombination dienen ein oder zwei Pflanzen der aktiven Wirkung, alle übrigen wirken unterstützend oder als Katalysatoren, um eine ordnungsgemäße Absorption und den Transport zu gewährleisten und etwaige Nebenwirkungen der Hauptpflanzen abzuwenden.

Durch Verabreichen der idealen Pflanzenkombination können hervorragende Ergebnisse erzielt werden. Allerdings setzt das gründliche Pflanzenkenntnisse voraus. Der Name des ayurvedischen Medikamentes ist entweder auf Sanskrit oder Malayalam (wird vor allem in Kerala gesprochen) formuliert und basiert meist auf der jeweils dominierenden Pflanze. Im Ayurveda verwenden wir verschiedene Arten von Medikamenten.

Die wichtigsten Medikamentenarten

- Dekokte (Kashaya)
- Tabletten (Gulika/Vatika)
- Tonika (Arishta/Asava)
- Pulver (Churna)
- Pasten (Leha)
- Ghee mit Heilpflanzen zubereitet (Ghrita)

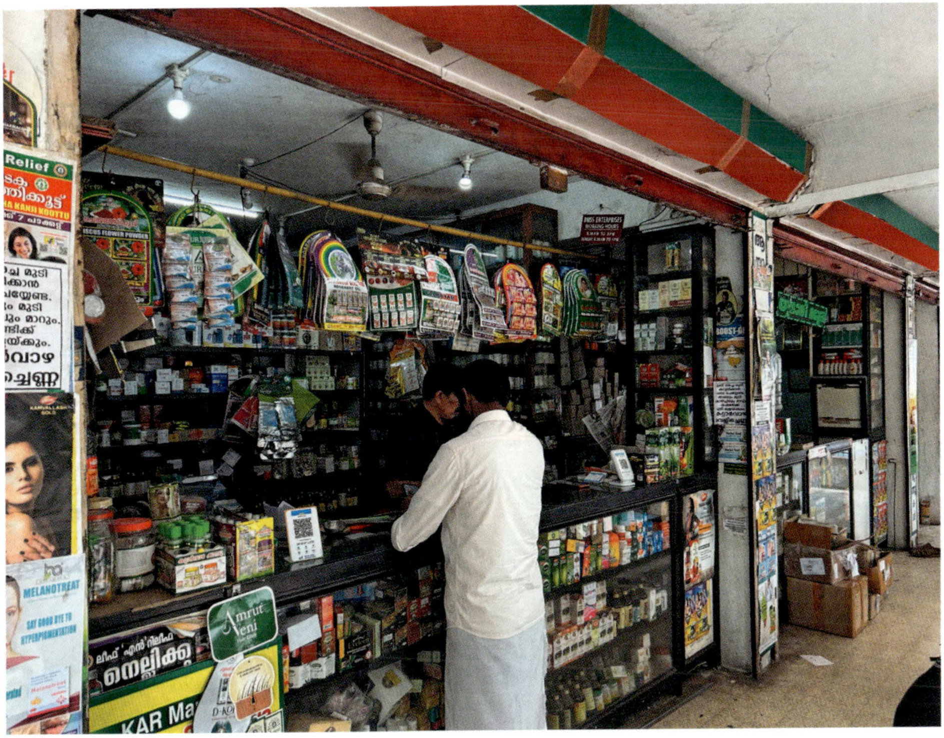

Dauer der Anwendung

Zunächst verschreibe ich die Medikamente für einige Wochen oder Monate. Je nach Veränderung des Krankheitszustandes passe ich sie mit der Zeit an. Daher sind regelmäßige Folgekonsultationen unerlässlich. Im Allgemeinen entfalten pflanzliche Medikamente ihre Wirkung langsamer als moderne, synthetische Medikamente, weshalb die regelmäßige Einnahme und Geduld erforderlich sind.

Da die Medikamente Pflanzen enthalten, schmecken sie in der Regel nicht besonders gut. Das Kaschieren des üblen Geschmacks mithilfe künstlicher Aromen oder Geschmacksverstärker kann jedoch die Wirkung beeinträchtigen oder sich sogar toxisch auf die Medikamente auswirken.

Gefährlicher Etikettenschwindel bei ayurvedischen Heilpflanzen

Sowohl im Internet als auch in Supermärkten tauchen in letzter Zeit vermehrt ayurvedische Heilpflanzen auf wie Ashwagandha, Pippali, Brahmi, Guduchi, Moringa, Kurkuma, Triphala, die fälschlicherweise als Gewürze beworben werden.

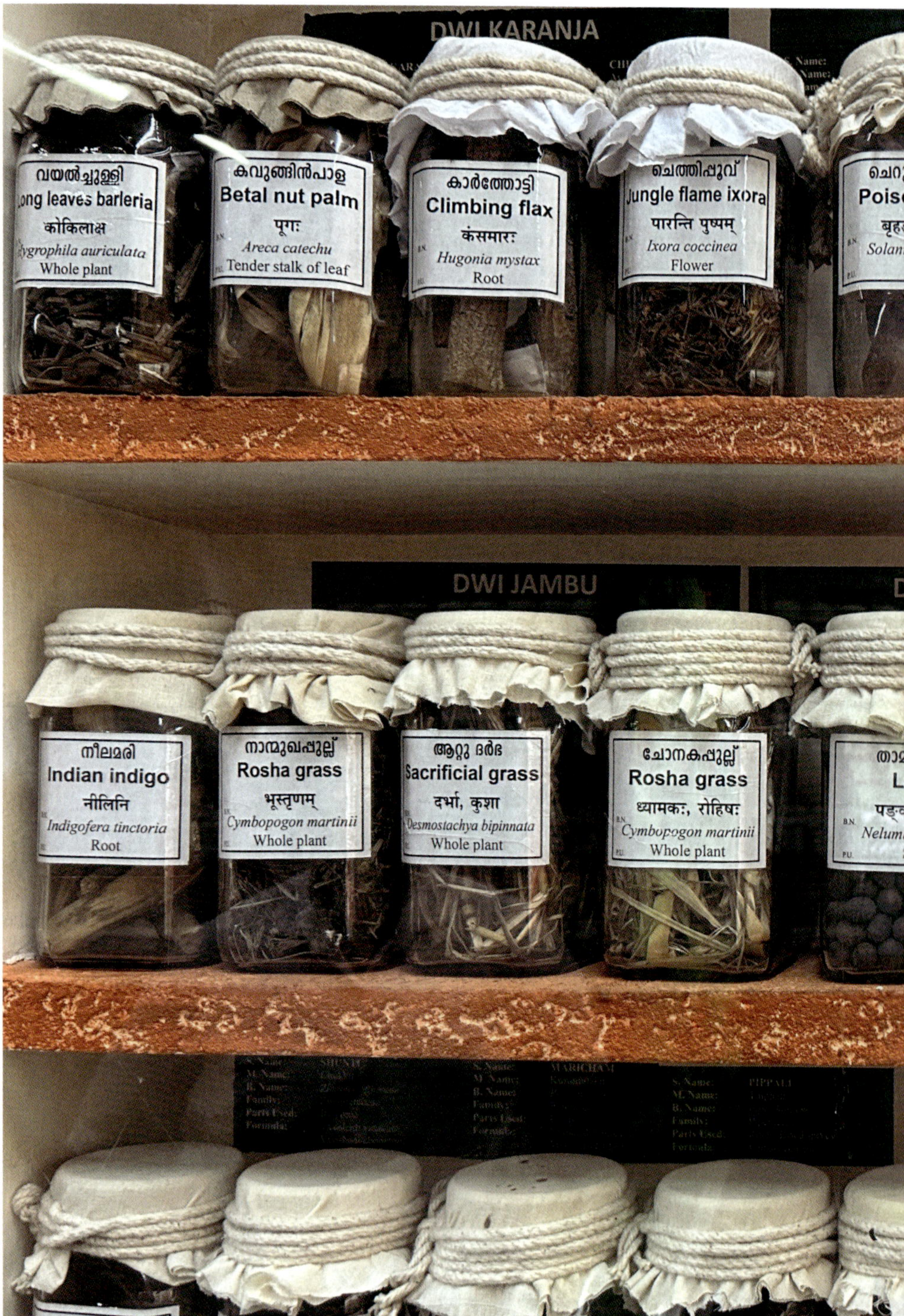
DWI KARANJA
വയൽച്ചുള്ളി
Long leaves barleria
कोकिलाक्ष
Hygrophila auriculata
Whole plant
കവുങ്ങിൻപാള
Betal nut palm
पूगः
Areca catechu
Tender stalk of leaf
കാർത്തോട്ടി
Climbing flax
कंसमारः
Hugonia mystax
Root
ചെത്തിപ്പൂവ്
Jungle flame ixora
पारन्ति पुष्पम्
Ixora coccinea
Flower
DWI JAMBU
നീലമരി
Indian indigo
नीलिनि
Indigofera tinctoria
Root
നാന്മുഖപ്പുല്ല്
Rosha grass
भूस्तृणम्
Cymbopogon martinii
Whole plant
ആറ്റു ദർഭ
Sacrificial grass
दर्भा, कुशा
Desmostachya bipinnata
Whole plant
ചോനകപ്പുല്ല്
Rosha grass
ध्यामकः, रोहिषः
Cymbopogon martinii
Whole plant

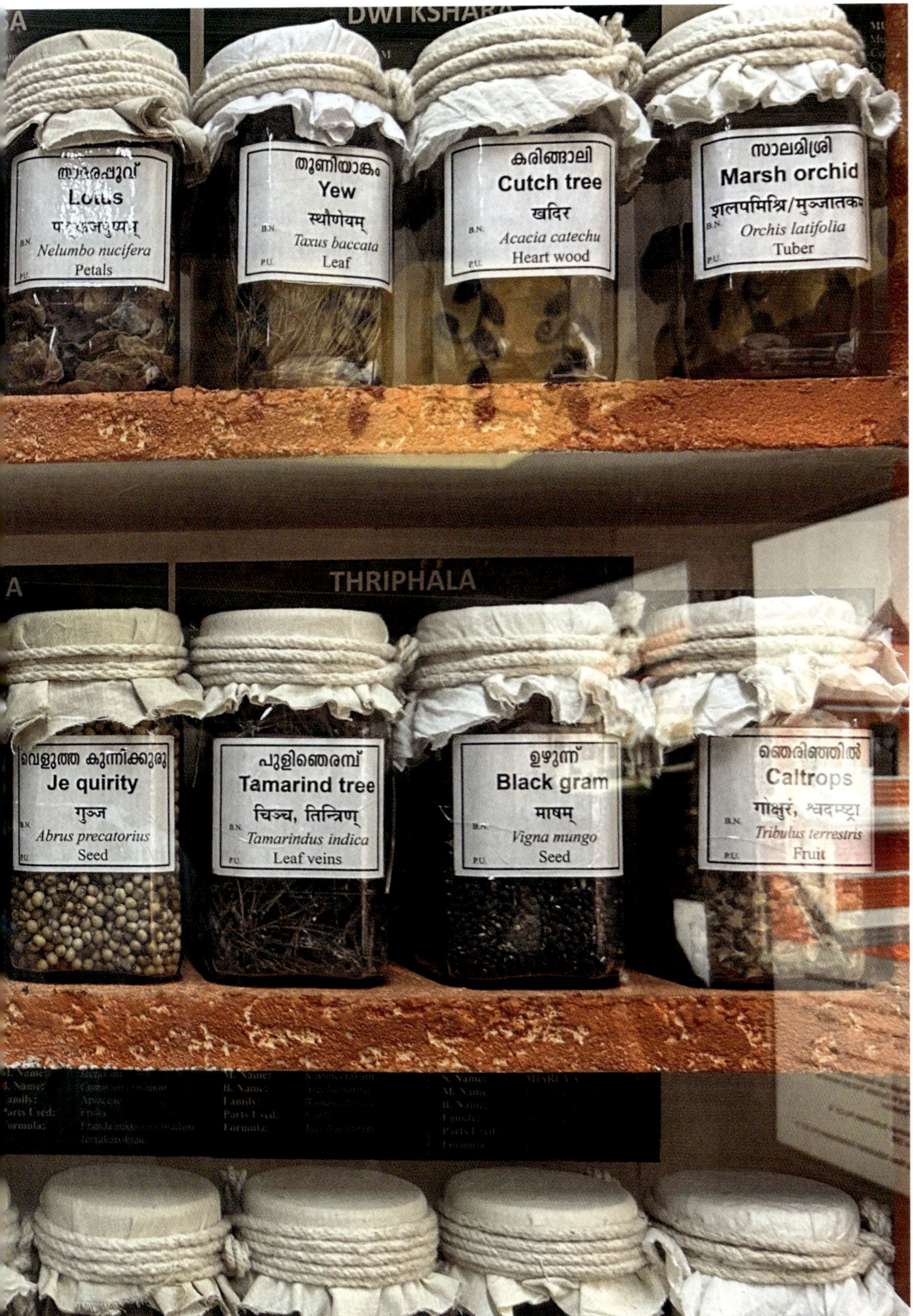
Yew
Taxus baccata
Leaf
Cutch tree
खदिर
Acacia catechu
Heart wood
Marsh orchid
Orchis latifolia
Tuber
Nelumbo nucifera
Petals
THRIPHALA
Je quirity
गुञ्ज
Abrus precatorius
Seed
Tamarind tree
Tamarindus indica
Leaf veins
Black gram
माषम्
Vigna mungo
Seed
Caltrops
Tribulus terrestris
Fruit

Doch was unterscheidet ayurvedische Heilpflanzen von Gewürzen? Ayurvedische Pflanzen enthalten starke Phytochemikalien, die eine spezielle Wirkung im menschlichen Körper entfalten, um pathologische Prozesse zu bekämpfen. Daher sollten sie nicht ohne ärztliche Verordnung eingenommen werden. Eine unsachgemäße Einnahme solcher Pflanzen kann Magen- und Darmbeschwerden sowie andere Gesundheitsprobleme verursachen.

Ein weiterer zweifelhafter Trend sind sogenannte Vata-, Pitta- und Kapha-Tees. Ein Dosha-Problem kann nicht durch das Trinken eines solchen Tees geheilt werden. Es wäre ja super, wenn das so einfach ginge. Beispielsweise können Vata-Symptome sowohl in den Gelenken als auch im Magen, im Herzen und anderen Bereichen auftreten. Dann brauchen wir Pflanzen, die Vata in der jeweiligen Region regulieren. Pflanzen, die auf die Gelenke wirken, haben keine Wirkung auf den Magen oder den Kopf und umgekehrt. Wie bereits erwähnt, entstehen die meisten Krankheiten aufgrund der Erhöhung von zwei oder sogar einer Kombination aller drei Doshas. Zur Behandlung setzen wir keine Tees ein, sondern Heilpflanzen und ayurvedische Medikamente. Richtig spannend wird es, wenn man sich die Zusammensetzung dieser Tees mal genauer ansieht. Die meisten bestehen tatsächlich aus denselben Pflanzen und unterscheiden sich lediglich in der Zusammensetzung.

5.3.1 Forschung und Medikamentenherstellung in Indien

Die Medikamentenherstellung im Ayurveda ist ein langer und aufwendiger Prozess. Ayurvedische Medikamente können weitestgehend in zwei Kategorien eingeteilt werden. Zur ersten Kategorie zählen die klassischen Kräuterkombinationen, die Yogas, für die zwischen drei bis 80 Kräuter in verschiedenen Proportionen kombiniert werden. Zur zweiten Kategorie zählen Patentpräparate, die in jüngerer Zeit durch Forschung und klinische Studien entstanden sind. Patentpräparate können sowohl Kombinationen als auch Einzeldrogen sein.

Das CCRAS (Central Council for Research in Ayurveda and Siddha) ist eine staatliche Behörde, die Forschungen in allen Aspekten des Ayurveda durchführt. Dieser Rat koordiniert klinische Studien, die in verschiedenen Forschungszentren an verschiedenen Standorten Indiens durchgeführt werden, darunter auch Arzneimittelstudien. Darüber hinaus forschen in Indien große private Apotheken, die ebenfalls wirksame Medikamente auf den Ayurveda-Markt bringen.

Die meisten Ayurveda-Ärzte halten sich bei ihren Behandlungen an die klassischen alten Rezepturen, die seit Jahrhunderten verwendet werden. Wir arbeiten mit ungefähr 1000 verschiedenen Kombinationen. Um diese Yogas herstellen zu können, müssen die Produzenten nahezu alle im Ayurveda beschriebenen Kräuter beschaffen. Doch das ist gar nicht so einfach. Manche Pflanzen sind nur in bestimmten Regionen und Wäldern auffindbar, andere sind vom Aussterben bedroht. Um Engpässe zu vermeiden, sind einige Produzenten dazu übergegangen, die Heilpflanzen auf eigenen Feldern anzubauen. Je nach herzustellendem Medikament werden spezifische Teile der Pflanzen verwendet, z. B. Blätter, Wurzeln, Rinde, Früchte, Samen usw.

Qualitätsstandards bei der Herstellung ayurvedischer Medikamente

In Indien existieren etwa 8000 Pflanzenarten, die auch in anderen medizinischen Systemen wie Siddha (Tamilische Medizin), der Tibetischen Medizin, Unani (Arabische Medizin), der Homöopathie sowie in der modernen Medizin zur Anwendung kommen. Offiziellen Schriften zufolge verwenden wir im Ayurveda 1769 verschiedene Pflanzen. Hinzu kommen regionale Arten von Pflanzen, die je nach Verfügbarkeit in bestimmten Regionen genutzt werden. Für die Herstellung werden die gesammelten Kräuter und Pflanzen sorgfältig geprüft und verarbeitet, um mögliche Toxine zu entfernen. Dafür setzen die meisten Apotheken modernste Technologie ein. Einige Medikamente werden entsprechend ayurvedischen Literaturangaben über mehrere Tage hinweg zubereitet, um ihre vollständige Qualität zu entwickeln.

Nach Abschluss der Prozedur werden Proben entnommen und im Labor auf verschiedene Parameter wie Schwermetalle, Bakterien, Pestizide usw. getestet. Dabei kommen u. a. die Atomchromatografie und weitere moderne Standardisierungstechniken zum Einsatz. Anschließend werden die Medikamente über verschiedene ayurvedische Apotheken in ganz Indien vermarktet. Die Qualität der ayurvedischen Präparate kann, abhängig von der produzierenden Firma, durchaus unterschiedlich ausfallen. Um Qualität und Standards der Zubereitungen zu gewährleisten, hat die Regierung eine GMP-Zertifizierung (Good Manufacturing Practise) für Hersteller eingeführt.

Doch es gibt auch „schwarze Schafe", die sich nicht an Qualitätsstandards halten. Solche unseriösen Apotheken bieten ihre Waren im Internet an, weil sie sie in Indien nicht verkaufen dürfen. Das amerikanische Medizinjournal JAMA hat eine Studie veröffentlicht über den Schwermetallgehalt einiger Ayurveda-Präparate, die über das Internet verkauft werden [10]. In den getesteten Mitteln fand man Spuren von Schwermetallen wie Blei, Quecksilber und Arsen. Die Verunreinigungen wurden auf unsachgemäße Herstellungspraktiken zurückgeführt. Daher empfehle ich, ayurvedische Medikamente ausschließlich von seriösen Quellen zu beziehen (z. B. https://amrith-ayurveda.de).

In Indien haben Gesundheitsbehörden strenge Maßnahmen ergriffen, um die Qualität und Sicherheit ayurvedischer Medikamente zu gewährleisten. Regelmäßige Schwermetall-, Pestizid- sowie mikrobiologische Tests sind bei der Herstellung ayurvedischer Präparate verpflichtend durchzuführen.

Wenn Medizin alleine nicht ausreicht

Jetzt kommen wir zum zweiten großen Behandlungsabschnitt der ayurvedischen Medizin. Reichen die beschriebenen Maßnahmen des ersten Teils von Ernährungsumstellung, Lebensstiländerungen und Einnahme ayurvedischer Medikamente nicht, um die Entzündungserkrankung zu heilen oder deutlich zu lindern, liegt das nicht an den Maßnahmen, sondern am Schweregrad der Erkrankung. Je nach Ausprägung und vor allem Dauer der Erkrankung können die Verunreinigungen und Schädigungen der Gewebe so komplex und so weit weitreichend sein, dass wir zu tiefergehenden Reinigungsmaßnahmen greifen müssen. Es ist ein Unterschied, ob Sie seit 2 Jahren leichte Gelenkschmerzen haben oder seit 12 Jahren an schwerem Rheuma leiden, dessen Symptome Sie nur durch Einnahme von Cortison und anderen entzündungshemmenden Medikamenten ertragen können.

Damit Sie bei der Benennung der Behandlungsabschnitte nicht durcheinandergeraten, denn es sind ja schon viele neue Begriffe, die Ihnen in diesem Buch begegnen, werde ich die folgenden Schritte ganz langsam erklären.

Von Panchakarma haben Sie sicher schon gehört und vielleicht haben Sie sogar schon eine Panchakarma-Kur gemacht in Indien oder auf Sri Lanka. Allerdings bezeichnet Panchakarma nur einen Teil des Behandlungskonzepts, auf das ich jetzt zu sprechen komme, auch wenn wir selbst bei uns in der Klinik der Einfachheit halber Panchakarma sagen. Eine Kur, bleiben wir ruhig beim Begriff Panchakarma-Kur, dauert in der Regel 3 Wochen, bei besonders komplexen Krankheitsgeschehen auch 4 Wochen und nur in seltenen und vom Arzt empfohlenen Fällen 2 Wochen.

Die Behandlung besteht aus zwei Teilen. Im ersten Teil, der Purvakarma heißt, wird die Gewebereinigung vorbereitet. Im zweiten Teil, dem eigentlichen Panchakarma, werden die gelösten und gesammelten Giftstoffe ausgeleitet.

5.4 Phase 2a – Purvakarma (Vorreinigungsbehandlung)

Die in dieser Phase durchgeführten Vorbehandlungen dienen der Mobilisierung der in den Geweben festsitzenden Giftstoffe und Ablagerungen. Je nach Schweregrad der Erkrankung kommen über einen Zeitraum von 2–3 Wochen manuelle Behandlungen zur Anwendung. Dabei handelt es sich weitestgehend um Ganzkörper- oder Teilkörperbehandlungen. Im Ayurveda sprechen wir von Behandlungen, nicht von Massagen. Purvakarma umfasst verschiedene externe Anwendungen mit ayurvedisch medizinierten Ölen oder Pulvern. Unter einer Massage versteht man im Allgemeinen die Auflockerung von Faszien, Muskeln und anderer Strukturen. Im Ayurveda arbeiten wir Öle in die Haut ein. Auch wenn es wie eine Massage aussieht, sind Technik und Ziel unserer Purvakarma-Anwendungen gänzlich andere und auf gar keinen Fall Wellnessbehandlungen!

5.4.1 Ölbehandlungen

Die Behandlungen erfolgen mit medizinierten Ölen, Pulvern oder Abkochungen. Die Öle wurden zuvor entsprechend der klassischen ayurvedischen Pharmakologie mit verschiedenen Pflanzen kombiniert. Insgesamt stehen uns mehr als 100 Öle für verschiedene Beschwerden zur Verfügung.

Eine Ganzkörperbehandlung dauert etwa 50 Minuten bis 1 Stunde. Pro Tag erfolgen zwei bis drei dieser Behandlungen, die jeweils von zwei bis drei speziell geschulten Therapeuten durchgeführt werden. Im Schnitt gehen die täglichen Behandlungen also über 1,5 bis 3 Stunden. Danach muss man sich für 1 Stunde ausruhen.

Die Behandlungen werden nicht mit übermäßiger Kraftanwendung durchgeführt, sondern sanft. Es geht darum, die medizinierten Öle über die Hautporen in den Körper zu bringen, in jene Gewebe, die gereinigt werden sollen. Die Patienten werden gebeten, im Anschluss an jede dieser Purvakarma-Behandlungen ein Bad zu nehmen, um überschüssiges und nicht absorbiertes Öl zu entfernen. Unterlässt man diesen Schritt, kann das auf der Haut haftende Öl die Poren verstopfen, was Komplikationen nach sich ziehen kann.

5.4.2 Schwitzbehandlungen

Neben den Ölanwendungen verordnen wir in der Purvakarma-Phase auch eine spezielle Schwitzbehandlung. Sie hilft, die Körperkanäle zu erweitern, damit die Medikamente, also die in den Ölen enthaltenen Pflanzenwirkstoffe, besser in tiefere Gewebeschichten eindringen können. Um den Kopf nicht zu überhitzen, wurden spezielle Sitz- und Liegeschwitzkammern entwickelt, die den Kopf gewissermaßen aussparen. Im Ayurveda haben wir auch keine Dampfbäder oder Saunen, weil der Kopf zum Schutz der Sinnesorgane nicht zu heiß werden sollte.

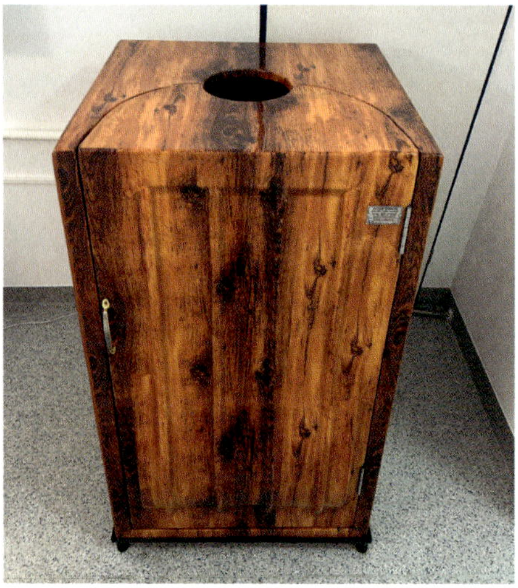

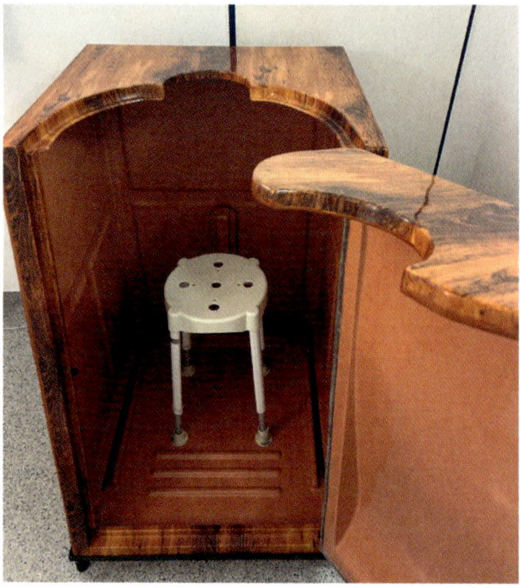

Reinigungsbehandlungen sind anstrengend

All diese externen Anwendungen sind durchaus kräftezehrend. Viele Patienten sind in dieser Phase müde und erschöpft. Das ist auch nicht verwunderlich. Durch das intensive Einarbeiten der Medizin in die Körpergewebe werden Ablagerungen und Giftstoffe aktiviert, die sich zunächst ansammeln. Während dieser groß angelegten Reinigungsaktion leistet der Körper Schwerstarbeit. Da gerät einiges in Unruhe, und es ist durchaus möglich, dass sich Symptome verstärken und neue Symptome hinzukommen. Daher sollten diese Behandlungen nur unter strenger ärztlicher Aufsicht durchgeführt werden.

Körper und Geist reagieren in dieser Phase empfindlich auf äußere Reize und Belastungen. Deshalb rate ich davon ab, sich der Witterung - Sonne, Wind, Regen und Kälte - auszusetzen. Vermeiden sollte man auch Arbeit, körperliche sowie mentale Belastungen, die exzessive Nutzung von Mobilgeräten sowie tagsüber zu schlafen. Das Trinken von Alkohol sowie der Verzehr von Fleischprodukten sollten ebenfalls unterlassen werden. All diese Reize und

Belastungen können den Krankheitszustand verschlechtern und Komplikationen verursachen. Es ist auch nicht ungewöhnlich, dass es während dieser Zeit zu emotionalen Schwankungen kommt. Mithilfe von Meditation und anderen Entspannungsmethoden können diese Turbulenzen jedoch bewältigt werden. Von extremem Yoga rate ich jedoch ab. Am besten ist es, sich zu entspannen, vielleicht ein Buch zu lesen oder angenehme Musik zu hören.

Reinigungsbehandlungen sind zeitintensiv

Die Behandlungen werden über mehrere Tage vorgenommen, damit die Pflanzenwirkstoffe gut in den Körper eindringen können.

Unsere Haut ist das größte Sinnesorgan. Sie verfügt über viele Mikrogefäße und Nerven, die helfen, die Medikamente aufzunehmen und zu transportieren. Die mit Pflanzen angereicherten medizinierten Öle werden so zubereitet, dass die mikroskopisch kleinen pflanzlichen Partikel schneller in die körperlichen Strukturen eindringen können. Damit die Wirkstoffe von den Geweben aufgenommen und verarbeitet werden können, bedarf es eines gut funktionierenden Stoffwechsels. Jetzt verstehen Sie vermutlich auch, warum die Durchführung der ersten Behandlungsphase so wichtig ist, bei der wir zunächst die Verdauung und den Stoffwechsel regulieren. Ohne diese Vorbereitungen sollten Sie keine Panchakarma-Kur antreten. Erstens werden die Ergebnisse nie optimal sein und zweitens können sich während oder nach der Kur Komplikationen einstellen.

i

Missverständnisse zur Reinigung im Ayurveda

Viele Menschen denken, Purvakarma sei die Behandlung zur Reinigung des Körpers. Tatsächlich dienen Purvakarma-Anwendungen lediglich dazu, Giftstoffe in den Geweben zu aktivieren und zu sammeln, damit sie anschließend durch Panchakarma ausgeleitet werden können. Daher ist es wichtig, nach der Purvakarma-Behandlung eine Panchakarma-Behandlung zu durchlaufen, weil die Toxine sonst im Körper verbleiben und es in der Folge zu Komplikationen wie Magen-Darm-Problemen, Hautproblemen, neurologischen Problemen oder Immunschwächen kommen kann.

Marma-Massage

Auch die sog. Marma-Massage steht heute hoch im Kurs, soll sich wohltuend auswirken. Doch wer auch immer sich das ausgedacht hat, im Ayurveda existiert so eine Massage nicht. Tiefergehende Informationen finden Sie im Anhang auf Seite 186.

Eine Vielzahl von Ölen für unterschiedliche Anwendungen

Die für äußerliche Behandlungen verwendeten Öle sind ebenfalls Kombinationen von drei bis zu 80 Heilpflanzen und werden auf traditionelle Weise in Apotheken hergestellt. Als Basis vieler Öle dienen Sesam-, Kokos- oder Rizinusöl, die jedoch nicht pur verwendet werden. Sie werden mit bestimmten Pflanzenkombinationen auf besondere Weise vermischt und erhitzt, was bis zu 4 Wochen dauern kann. Nach Fertigstellung wird die Qualität des Öls von jenen Inhaltsstoffen bestimmt, die die medizinische Wirkung ausmachen.

Neben Ölen zum Einbringen über die Haut nutzen wir Öle für Einläufe oder Nasenbehandlungen. Pures Sesamöl, Sonnenblumenöl, Kokosöl etc. werden im Ayurveda nicht verwendet.

Auch wenn es den Anschein erwecken mag, basiert nicht jede Reinigungsanwendung auf Ölen. Bei manchen Beschwerden sind Öle sogar kontraindiziert, weil sie in diesen Fällen gesundheitliche Probleme verursachen können.

Sie sehen schon: Es gibt so viele Aspekte zu beachten und ins Kalkül zu ziehen. Es bedarf einer ausgewiesenen Expertise, um zu wissen, wann und unter welchen Bedingungen Öle Anwendung finden sollten. Ach, und eines noch: Im Ayurveda gibt es definitiv kein Öl, das nur eine Pflanze enthält. Warum ich das erwähne? Weil solche Öle in westlichen Ayurveda-Zentren verwendet werden, auch in Deutschland. Das sind gefährliche Auswüchse, die Menschen krank machen und zudem den Ruf des Ayurveda beschädigen. Eine weitere Fehlinterpretation der ayurvedischen Heilkunst betrifft Sesamöl.

Hände weg von Sesamöl

Leider wird Sesamöl oft fälschlicherweise als Ayurveda-Öl bezeichnet. Wenn mir Patienten erzählen, dass sie im Internet gelesen oder von ihrer Ayurveda-Therapeutin die Empfehlung erhalten hätten, sich mit warmem und vorher gereiftem (also hoch erhitztem) Sesamöl einzureiben; das würde ihr Vata, Pitta oder wahlweise auch ihr Kapha besänftigen, schrillen bei mir die Alarmglocken.

Pures Sesamöl hat die Eigenschaften, tief ins Gewebe einzudringen, sich im ganzen Körper auszubreiten, Hautkrankheiten zu verursachen, die Augen zu schädigen und „heiß" zu sein. Wird es hingegen mit Heilpflanzen verarbeitet, hilft es, Krankheiten zu heilen. Diese Erklärung stammt aus einem der wichtigsten klassischen Bücher des Ayurveda, dem Ashtanga Hrudaya, Sutrasthana, 5. Kapitel; Sloka Nr. 55, 56.

Das erklärt noch mal sehr deutlich, warum Sesamöl nicht pur, ohne den Zusatz von Heilpflanzen, verwendet werden sollte.

Der falsche und der richtige Einsatz von Ghee

Dass die pauschale Empfehlung, Ghee zu trinken, sinnlos bis schädlich ist, hatte ich bereits an anderer Stelle erwähnt. Ghee wird in Indien zum Kochen und Braten verwendet, aber nicht als Therapie. Im Ayurveda verwenden wir zum Trinken ausschließlich mediziniertes Ghee. Hierfür existieren verschiedene Sorten, die entsprechend des Krankheitszustandes genutzt werden.

Die Gabe von Ghee wird beispielsweise als Vorbereitung für Vamana, induziertes Erbrechen (mehr dazu im nächsten Kapitel 5.5 Phase 2b) bei von Kapha dominierten Erkrankungen im Vorfeld von Panchakarma gegeben, um die Körpertoxine zu aktivieren.

Die Dosierung wird nach ausführlicher Untersuchung sowie Analyse des Patienten individuell festgelegt. Berücksichtigt werden Appetit, Stoffwechselaktivität, Vitalparameter sowie geistige Funktionen des Patienten. Eine solche Behandlung erfolgt stationär. Die Patienten erhalten etwa 5-7 Tage lang mediziniertes Ghee in Kombination mit einer speziellen Diät.

5.5 Phase 2b – Panchakarma/Panchashodhana (Reinigung/Behandlung)

Panchakarma oder *Panchashodhana* bedeutet wörtlich übersetzt:
fünf Reinigungsbehandlungen.

Behandlungen wie Vasthi oder Naysa wirken nicht nur reinigend, sie heilen auch. So profitieren beispielsweise Patienten mit Migräne, Parkinson, psychischen Erkrankungen oder Multipler Sklerose von der Nasenbehandlung. Die speziell medizinierten Öle gelangen über die Nasenschleimhäute und die Nervenbahnen ins Gehirn, wo sie ihr Heilpotenzial entfalten können.

Die fünf Reinigungsbehandlungen

- *Vamana* – induziertes Erbrechen
- *Virechana* – induziertes Abführen
- *Vasthi* – Einlauf
- *Nasya* – nasale Behandlung
- *Rakta Moksha* – Aderlass

Alle oben aufgeführten Reinigungsbehandlungen werden mit medizinischen Kräuterpräparaten durchgeführt. Sie leiten all die Toxine, die durch die zwei- bis dreiwöchige Purvakarma-Behandlung aktiviert und gesammelt wurden, durch die nächstgelegene Körperöffnung aus. Wenn also die Giftstoffe aus dem Blut entfernt werden sollen, wäre ein Aderlass angezeigt. Haben sich die Toxine im Darm angereichert, wäre ein Einlauf die passende Ausleitungsmethode, um nur zwei Beispiele zu nennen.

Während der Panchakarma-Behandlungen gelten strenge Empfehlungen für Ernährung und Aktivitäten, sodass sie in der Regel stationär durchgeführt werden. Je nach Krankheitsbild und in Abhängigkeit der betroffenen Doshas werden eine bis maximal zwei Reinigungsbehandlungen pro Tag durchgeführt.

Der Effekt der Panchakarma-Behandlung hält ungefähr 2 weitere Wochen an. Daher empfehle ich, sowohl die individuell verordnete Diät als auch entsprechende Aktivitäten mindestens noch 2 Wochen beizubehalten. Die vollständige Wirkung der gesamten Behandlung zeigt sich nach etwa einem Monat. Dann sollte ein Nachsorgetermin beim Ayurveda-Arzt erfolgen.

Ich vergleiche eine Panchakarma-Kur gern mit dem Waschen schmutziger Kleider. Die Behandlungsphasen 2a und 2b ähneln dem Waschgang in der Waschmaschine mit vielen Turbulenzen und Wendungen. Ich hatte ja darauf hingewiesen, dass sich während dieser Zeit körperliche und geistige Symptome zunächst verstärken können. Nach der Kur, also nach 2–4 Wochen, folgt die Trocknungsphase des Kleidungsstücks. In dieser Zeit spüren und erkennen die Patienten allmählich die Wirkung der Behandlungen. Einen Monat nach Abschluss der Kur kommt die Bügelzeit, in der die volle Wirkung der Behandlung deutlich wird. Dieses Bild hilft Ihnen vielleicht, sich Umfang und Wirkung der Panchakarma-Behandlungen plastischer vorstellen zu können.

5.5.1 Erfahrungen und Erfolge mit Panchakarma

Leichtere oder noch nicht stark chronifizierte Erkrankungen können nach einer Panchakarma-Kur völlig abklingen oder so mild in ihrer Ausprägung werden, dass die betroffenen Patienten gut damit leben können. Bei schweren und vor allem länger währenden chronischen Entzündungen erzielen wir mit der ersten Panchakarma-Kur in der Regel eine 60- bis 80-prozentige Linderung. Das ist schon mal ordentlich. Aber häufig führen die Lebensumstände, Stress, Sorgen und auch mangelnde Disziplin bei der Einhaltung der empfohlenen Ernährung dazu, dass sich der Zustand erneut verschlechtert. Um eine dauerhafte Stabilisierung herbeizuführen, empfehle ich meinen Patienten die Panchakarma-Kur in zwei aufeinanderfolgenden Jahren zu wiederholen. Der Fall jenes an schwerer rheumatoider Arthritis erkrankten Mannes, den ich im vorderen Buchteil (S. 18) ausführlich beschrieben habe, verdeutlicht sehr gut, dass sich sein Zustand nach jeder Panchakarma-Kur verbessert hat, bis der Mann schließlich ganz gesund geworden und geblieben ist. Ich habe diesen Fall ausgewählt, weil er typisch für den Heilungsverlauf bei so hartnäckigen Erkrankungen ist.

5.6 Phase 2c – Rasayana-Behandlung (Immununterstützende Behandlung)

Nach Abschluss der Panchakarma-Kur und der anschließenden Ruhephase, wenn die Krankheit vollständig abgeklungen ist, werden immununterstützende Medikamente verabreicht, um den Körper zu stabilisieren. Dabei handelt es sich um verschiedene ayurvedische Medikamente, die für 3–6 Monate eingenommen werden sollten. Ergänzend werden eine auf den Patienten zugeschnittene Ernährung und unterstützende Aktivitäten empfohlen. Nach so intensiven Behandlungen ist der Mensch hochgradig vulnerabel. Vergessen Sie nicht, dass die Körperkanäle geweitet, die Haut geöffnet wurden und erhebliche Veränderungen sowohl auf körperlicher als auch auf psychischer Ebene stattgefunden haben.

In dieser Phase ist man anfälliger für Reize und Umwelteinflüsse jedweder Art, aber auch für Krankheitserreger. Stellen Sie sich vor, Sie hätten Ihr Auto einer Grundreinigung unterzogen. Damit Sonne, Regen und Schmutz den Lack nicht ruinieren und das Auto zu rosten beginnt, wird abschließend eine Wachsschicht aufgetragen, an der alles abprallt. Ähnlich wie beim Lotuseffekt schützen Rasayanas Ihr Immunsystem.

Die besten 5 Selbsthilfestrategien

Vorbeugen ist besser als Heilen – dieser Grundgedanke ist tief im Ayurveda verwurzelt. Wenn Sie gesund sind und gesund bleiben wollen, finden Sie in den folgenden Strategien Vorschläge und Tipps, die Sie in Ihrem Bestreben unterstützen. Die nachfolgenden Empfehlungen sind ausdrücklich nur für gesunde Menschen gedacht. Sollten Sie krank sein und einzelne Aspekte umsetzen wollen, würde ich Sie bitten, Rücksprache mit Ihrem Arzt zu nehmen.

1. Ernährung und Essgewohnheiten
2. Aktivitäten
3. Schlaf
4. Regelmäßige Ausscheidung von Abfallprodukten
5. Freizeit schaffen und entspannen

1. Ernährung und Essgewohnheiten

In allen Kulturen und traditionellen Medizinsystemen stellt Ernährung ein zentrales Element dar. Auch Paracelsus und Hildegard von Bingen betonten deren Bedeutung. In Indien, selbst in der hinduistischen Philosophie, wird Nahrung als Medizin bezeichnet. Viele indische Philosophen und Meister betonten, dass Reichtum sich nicht in Geld, sondern in Gesundheit bemessen lasse.

Ein gesunder Mensch sollte regelmäßig essen, es sei denn, es liegen gesundheitliche Probleme vor. Eine angemessene, individuell angepasste Nahrungsaufnahme trägt maßgeblich zur Stabilisierung und Produktion von Verdauungsenzymen bei.

Vermeiden Sie ungesunde und unverträgliche Nahrungsmittel, um die Bildung von Stoffwechselgiften zu minimieren. Essen Sie konzentriert und mit Genuss und lassen Sie sich Zeit. Ihre Verdauung wird es Ihnen danken! Eine an die Jahreszeiten angepasste Ernährung beugt Krankheiten vor und stärkt die Widerstandsfähigkeit gegen saisonale Erkrankungen.

Für eine gesunde Ernährung gelten folgende Punkte

- Regelmäßige Nahrungsaufnahme:
    - 7–9 Uhr Frühstück
    - 12–14 Uhr Mittagessen
    - 18–19 Uhr Abendessen
- Leicht verdauliche Speisen essen.
- Warme Speisen essen und warmes Wasser trinken.
- Viele verschiedene Lebensmittel essen, statt sich auf wenige zu konzentrieren.
- Lebensmittel schnell verzehren, anstatt sie nach dem Kochen lange aufzubewahren.
- Beim Kochen milde Gewürze verwenden.
- Buttermilch ist besser als Quark oder Joghurt.
- Obst zwischendurch essen, wenn man hungrig ist.
- Fleisch und Fisch reduzieren.
- Fast Food, schwere Speisen und Süßigkeiten reduzieren.
- Wiederholtes Abkühlen und Erwärmen gekochter Speisen bitte vermeiden.

2. Aktivitäten

Körperliche und geistige Aktivitäten fördern die Stabilität des Menschen. Regelmäßige Bewegung je nach Leistungsfähigkeit wie Gehen, Joggen, Ballspiele und Schwimmen unterstützen den Körper. Aber auch in Sachen Bewegung macht die Dosis das Gift. Neue Studien zeigen, dass zu viel unangemessene Bewegung gesundheitliche Probleme verursachen kann.

Dass die Sinnesorgane die Entstehung von Krankheiten beeinflussen, wenn sie überreizt oder überanstrengt werden, ist im Ayurveda gut dokumentiert. Daher rate ich Ihnen, sie vor Überbeanspruchung und Missbrauch zu schützen. Das heißt beispielsweise, sich nicht unentwegt Lärm auszusetzen, weniger Zeit vor Monitoren zu verbringen und am Abend eher in einem Buch zu blättern als im Internet zu surfen.

Das regelmäßige Üben geistiger Aktivitäten wie leichte Asanas, Pranayama oder spirituelle Praktiken wie Beten trägt zur Stärkung Ihres Geistes bei. Für Yoga-Praktizierende ist Suryanamaskara (Sonnengruß) empfehlenswert, da er effektiv ist und viele unterschiedliche Asanas (festgelegte Stellungen im Yoga) kombiniert.

In unserer Welt ist es schwierig bis unmöglich, Stress auszuweichen. Aber wir können versuchen, Stress mit den uns zur Verfügung stehenden Möglichkeiten so erträglich zu machen, dass wir keinen Schaden nehmen. Die o. g. Vorschläge helfen Ihnen, besser mit Stresssituationen zurechtzukommen und ein bisschen mehr Gelassenheit zu entwickeln.

Wenn Sie es schaffen, eines dieser Rituale in Ihre Morgenroutine einzubauen, geht Ihr Tag schon mal gut los. Ein morgendliches Bad oder eine Dusche erfrischen Ihre Sinnesorgane, Körper und Geist. Die frühen Morgenstunden sind ideal für die Pflege von Seele und Geist, weil die Einflüsse der Außenwelt noch nicht so offensiv sind, dass Sie Ihren Geist beeinträchtigen könnten.

3. Schlaf

Unter den drei Säulen des Lebens, die im Ayurveda erwähnt werden, ist Schlaf ein immens wichtiger Aspekt. Ausreichend Schlaf schafft Gesundheit und Wohlbefinden. Im Schlaf regeneriert sich der Körper von Alltagsstress und Belastungen. Schlaf unterstützt die Sinnesorgane und trägt zu ihrer reibungslosen Funktion bei. Bei fast allen psychischen und psychosomatischen Erkrankungen ist ein gestörtes Schlafmuster zu beobachten. Ist dies einmal korrigiert, sind die meisten Erkrankungen geheilt. Schlaf hat einen direkten Einfluss auf die reibungslose Funktion von Hormonen sowie des autonomen Nervensystems. Es ist sehr wichtig, zur richtigen Zeit ins Bett zu gehen und nach ausreichend Schlaf aufzustehen. Diese Regeln sollten an den individuellen Schlafbedarf angepasst werden.

Nach ayurvedischen Prinzipien können Menschen, die nachts arbeiten, den nächtlichen Schlafentzug kompensieren, indem sie tagsüber halb so lange schlafen, d. h. wenn Sie nachts 6 Stunden arbeiten, würden Sie tagsüber 3 Stunden schlafen. War man nachts 8 Stunden wach, ist es ideal, tagsüber 4 Stunden zu schlafen, um dies auszugleichen. Ältere Menschen und Kinder können tagsüber ein wenig schlafen. Menschen mit Stoffwechselerkrankungen wird davon abgeraten, tagsüber zu schlafen, da Tagesschlaf den Stoffwechsel verlangsamt.

4. Regelmäßige Ausscheidung von Abfallprodukten

Abfallprodukte (Stoffwechselendprodukte) sammeln sich im Körper aufgrund der katabolen Stoffwechselfunktionen. Für Ihre Gesundheit ist eine rechtzeitige und ordnungsgemäße Entleerung wichtig. Täglicher Stuhlgang ist dabei besonders wichtig, insbesondere vor dem Frühstück. Länger anhaltender Stuhlstau kann zur Rückresorption von Giftstoffen aus dem Darm führen. Dies beeinträchtigt auch die Darmflora und kann Blähungen und Völlegefühl auslösen.

Der Urin hilft, flüssige Abfallprodukte aus dem Körper zu entfernen. Klarer Urin ist ein Zeichen für einen ordnungsgemäßen Flüssigkeitsabfluss. Regelmäßige und ausreichende Flüssigkeitsaufnahme trägt dazu bei, die flüssigen Abfallprodukte effektiv abzuleiten. Ausreichend Flüssigkeit im Körper erleichtert den Transport von Stoffwechselprodukten sowie den Gasaustausch.

Schweiß ist im Ayurveda ebenfalls ein wichtiger Abfallstoff. Schweiß unterstützt die Thermoregulation und leitet Stoffwechselabfälle in die Peripherie ab. Schweißproduktion ist ein Zeichen für die Aktivierung des peripheren Stoffwechsels. Viele Stoffwechselstörungen gehen mit mangelndem Schwitzen sowie kalten Extremitäten einher. Vor allem Menschen in kalten Klimazonen sollten darauf achten, zu schwitzen, sei es durch Sport, Sauna oder Dampfbad.

5. Freizeit schaffen und entspannen

Entspannung und das Leben und die Umgebung genießen sind sehr wichtig für eine ausgewogene Work-Life-Balance. Stressabbau ist nicht nur durch Entspannungsmethoden wie Meditation möglich. Auch Ausgehen, Treffen mit anderen Menschen, Familientreffen, Gedankenaustausch, Gespräche über schwierige Situationen oder Ausflüge in die Natur sind wichtig für die psychische Gesundheit. Jeder Mensch ist anders, auch aufgrund der konstitutionellen Unterschiede. Erwarten Sie nicht, dass andere Menschen genauso ticken wie Sie. Die Begegnung mit anderen Menschen, Situationen und Orten macht Sie gelassener und trägt zu Ihrer psychischen Stabilität bei.

Machen Sie einfach, was Ihnen Freude bereitet, und zwar ohne einen Sinn oder Zweck damit zu verbinden. Sie müssen nicht immer irgend etwas müssen. Der berühmte Müßiggang ist besser als sein Ruf. Einfach nur Musik hören, irgendwo entlangschlendern, lesen, Menschen beim Eisessen zuschauen, sich seinen Gedanken hingeben, die Natur und das Leben genießen: All das regeneriert Ihren Geist und macht Sie glücklich. Und Glück ist ein erstklassiger Gesundheitsbooster.

5.7 Behandlungen in Indien und Sri Lanka

Sowohl in Indien als auch auf Sri Lanka gibt es hervorragende Ayurveda-Zentren. Sie bieten Ihnen die Gelegenheit, authentisches Ayurveda am Ursprungsort kennenzulernen. Bei der Vielzahl der Anbieter und einem schier unübersichtlichen Angebot gestaltet sich die Auswahl eines renommierten Zentrums mitunter schwierig.

Mit den nachfolgenden Hinweisen möchte ich Ihnen bei der Orientierung helfen und Sie davor bewahren, aufs falsche Pferd zu setzen.

1. Wählen Sie ein Zentrum oder Krankenhaus, das von der Regierung akkreditiert ist. Insbesondere die vom NABH (National Accreditation Board for Hospitals and Health Care Providers) akkreditierten AYUSH-Krankenhäuser gewährleisten ein bestimmtes Qualitätsniveau (https://nabh.co/frmViewAccreditedAyushHosp.aspx#gsc.tab=0).
2. Eine NABH-Akkreditierung stellt unter anderem sicher, dass das gesamte Jahr über qualifizierte Vollzeitkräfte wie Ärztinnen und Ärzte, Krankenpflegerinnen und -pfleger sowie Therapeutinnen und Therapeuten beschäftigt werden.
3. Etwa 2 Monate vor einer Panchakarma-Kur sollten Sie einen Ayurveda-Arzt oder eine Ayurveda-Ärztin in der Nähe Ihres Wohnortes aufsuchen, um die Behandlungen der Phase 1 (Ernährung, Aktivitäten und ayurvedische Medizin) durchzuführen.
4. Die zweite Phase der Behandlung (Purvakarma und Panchakarma) in Indien oder Sri Lanka sollte 3–4 Wochen dauern.
5. Buchen Sie Ihre Reise so, dass Sie vor Beginn der Behandlungen einige Tage im Land verbringen, um sich an das Klima und an die Umgebung zu gewöhnen.
6. Während des Behandlungszeitraums sollten keine Unterhaltungsaktivitäten wie Sightseeing, Schwimmen oder Feiern erfolgen. In guten Krankenhäusern sind solche Aktivitäten während der Behandlungsphase auch nicht erlaubt.
7. Die Reise sollte möglichst nicht während des europäischen Winters stattfinden, weil die plötzliche Kälteexposition nach Ihrer Rückkehr gesundheitliche Probleme verursachen kann.

Planen Sie nach Ihrer Rückkehr mindestens 5 freie Tage für zu Hause ein. Beginnen Sie auf keinen Fall sofort wieder zu arbeiten.

Bringen Sie ausreichend Medikamente (für mindestens 2 Monate) und Ihren Arztbrief mit nach Hause. Diese erhalten Sie in der Klinik in Indien bzw. Sri Lanka.

Vereinbaren Sie einen Monat nach Abschluss der Behandlungen einen Nachsorgetermin (online) mit dem Behandlungszentrum. Sollte dies nicht möglich sein, konsultieren Sie einen qualifizierten Ayurveda-Arzt in Ihrer Nähe.

5.8 Eigenbehandlung und gefährliche Experimente

Die Anzahl der Bücher über Ayurveda nimmt von Tag zu Tag zu. Die meisten werden jedoch von Nichtmedizinern verfasst und verfolgen eigene Theorien. Viele befassen sich mit der Konstitution (Prakruti) und ihrer Behandlung, was nicht zielführend ist, worauf ich in diesem Buch ausführlich eingegangen bin. Des Weiteren werden in vielen Büchern präventive Konzepte wie tägliche und saisonale Routinen beschrieben. Ein gutes Beispiel ist das Ölziehen, bei dem Öle im Mund eingespeichelt werden, um so Giftstoffe aus dem Mundraum zu entfernen. Diese Methode ist jedoch nicht für jeden geeignet, sondern nur für gesunde Menschen. Kranke Menschen sollten davon absehen, weil es beispielsweise zu Verstopfungen der Kanäle führen kann.

Wenn Sie krank sind, sollten Sie Ihre Beschwerden abklären und behandeln lassen und sich nicht auf eigene Faust einer Selbstbehandlung unterziehen. Tipps für derartige Selbstbehandlungen finden Sie in zahlreichen Ayurveda-Büchern. Davor möchte ich Sie eindrücklich warnen. Ich habe zu viele Menschen gesehen, die infolge solcher Experimente schweren gesundheitlichen Schaden genommen haben. Ayurveda ist ein hochkomplexes Medizinsystem. Sie können sich nicht auf der Grundlage eines Buches behandeln, genauso wenig wie ein Buch ein Krankenhaus ersetzen kann.

Ayurveda-Ärzte studieren 8 Jahre an einer ayurvedischen Universität. Während dieser Zeit sammeln sie viele klinische Erfahrungen. Viele unserer Professoren unterrichten in mehr als 25 Fächern. Es gibt kein einziges Buch, das all diese Bereiche abdecken könnte.

6. Integration der ayurvedischen Medizin in die moderne Medizin

6.1 Integrative Konzepte

Die Mehrheit der Patienten, die sich für Ayurveda-Medizin entscheiden, leidet unter chronischen Beschwerden. Viele von ihnen haben bereits eine lange Vorgeschichte mit der Einnahme von Schmerzmitteln, Cortison, Biologika, Antihistaminika, Antikoagulanzien, Antihypertensiva und vielen anderen Medikamenten. Daher ist es so wichtig, für diese Patienten ein integratives Konzept während der Ayurveda-Behandlungen zu entwickeln.

Auf keinen Fall sollte man alle schulmedizinischen Medikamente sofort absetzen. Zunächst sollten die Patienten mit ihrer regulären Medikation fortfahren. Abhängig vom Krankheitszustand werden zusätzlich Ayurveda-Medikamente in die Behandlung integriert, aber ganz langsam.

Sobald die ayurvedischen Präparate ihre Wirkung entfalten, können die schulmedizinischen Medikamente unter engmaschiger Beobachtung allmählich reduziert werden. Es gibt ayurvedische Zubereitungen, die nicht mit modernen Medikamenten kombiniert werden dürfen.

In der Regel bedarf es einiger Monate bis zu einem Jahr, bis eine erfolgreiche Integration mit ayurvedischen Medikamenten erreicht ist. Ayurveda kann auch mit anderen Systemen wie der Traditionellen Chinesischen Medizin (TCM) oder der europäischen Naturheilkunde kombiniert werden.

Allerdings hat jedes medizinische System seine Grenzen. Auch im Ayurveda gibt es Einschränkungen. Daher sollte man nicht davon ausgehen, dass alle Krankheiten mit Ayurveda geheilt werden können. Eine qualifizierte Ayurveda-Ärztin kann Ihnen die in Ihrem konkreten Fall bestehenden Heilungschancen nach der ersten Konsultation darlegen.

Da Ayurveda aus Indien stammt, glauben viele Menschen, dass dieses System und seine Heilpflanzen nicht für den westlichen Menschen geeignet seien. Und ob sie das sind! Die anatomischen und physiologischen Aktivitäten des menschlichen Körpers sind überall auf der Welt identisch. Alle Pflanzen, die als Medizin verwendet werden, enthalten Moleküle mit verschiedenen aktiven Bestandteilen. Unser Ziel ist es, diese Pflanzenbestandteile durch den natürlichen Stoffwechsel in den Körper zu bringen. Dies geschieht durch eine individuelle Analyse und Behandlung.

Die Individualität einerseits und die ganzheitliche Betrachtung andererseits spielen eine entscheidende Rolle in der ayurvedischen Behandlung. Ayurveda betrachtet den menschlichen Körper als Ganzes, in Verbindung mit dem Makrokosmos. Deshalb ist auch die Analyse mentaler Funktionen, selbst bei körperlichen Krankheiten, wichtig. Die Verbindung von Körper, Geist und Seele bildet die Grundlage für die ayurvedische Diagnose und Behandlung.

Es gibt auch die weitverbreitete Ansicht, dass man mit Ayurveda als einem alten Medizinsystem keine neu aufkommenden Erkrankungen behandeln kann. Während des Studiums haben Ayurveda-Ärzte nicht nur ayurvedische, sondern auch Fächer über moderne Medizin. Neben traditionellen Diagnosemethoden verwenden wir auch moderne Diagnoseinstrumente. Wir beherrschen all die modernen Techniken und nutzen sie bei Bedarf. Unser Hauptaugenmerk gilt jedoch den Doshas. Wir analysieren die Einflüsse der Doshas auf das jeweilige Krankheitsgeschehen sowie ihre funktionellen Abweichungen. Das tun wir anhand der jeweiligen Symptome, ohne dem Namen einer Erkrankung, sei es nun Rheuma, Parkinson oder Migräne, allzu viel Bedeutung beizumessen. Im Ayurveda behandeln wir nicht diese oder jene Krankheit. Wir behandeln den individuellen Menschen im Zustand der Krankheit. Mit dieser Herangehensweise können wir auch neu auftretende Krankheiten diagnostizieren und nach dem Ayurveda-Konzept behandeln.

Als aktuelles Beispiel möchte ich auf die Behandlung von Long-Covid- sowie Post-Vac-Patienten eingehen. Obwohl es bis dato nur wenige Studien gibt, wurden in Indien erfolgreiche Behandlungen dokumentiert. Auch in unserer Klinik in Essen haben wir gute Erfahrungen mit der ayurvedischen Behandlung dieser Krankheitsbilder gemacht.

6.2 Entwicklungen in der modernen Forschung

Neben den bereits erwähnten indischen Institutionen sowie privaten Pharmaunternehmen in Indien betreiben auch internationale Forschungszentren klinische und pharmakologische Studien. Die Ergebnisse authentischer Ayurveda-Studien wurden in hochrangigen Medizinjournalen veröffentlicht.

Ein avantgardistisches Forschungsprojekt war die Zusammenarbeit zwischen der University of California in Los Angeles sowie der University of Washington mit dem Ayurvedic Trust, einer indischen Vereinigung, die in Coimbatore in Indien ansässig ist, wo die Untersuchungen auch durchgeführt wurden.

In einer doppelt verblindet, kontrolliert randomisierten Pilotstudie wurde die Anwendung ayurvedischer Medikamente mit der Anwendung von MTX sowie in einem dritten Arm mit der Kombination von MTX und ayurvedischer Medizin zur Behandlung von Menschen mit rheumatoider Arthritis untersucht.

Die Verabreichung ayurvedischer Medizin, die oral eingenommen wurde, hat ähnlich gute Ergebnisse erzielt wie das Standardmedikament MTX. Allerdings provoziert MTX, zumal bei Daueranwendung, schwerwiegende Nebenwirkungen, ayurvedische Medizin hingegen nicht. Ich hatte bereits ausführlich dargelegt und am Beispiel meines Rheumapatienten geschildert, dass wir mit dem Ayurveda-System schwerwiegende chronisch entzündliche Erkrankungen mit Autoimmuncharakter wie die rheumatoide Arthritis gut behandeln können [11], [12].

7. Typische Behandlungserfolge bei Entzündungserkrankungen

Ich hatte Ihnen ja versprochen, zwei weitere typische Fälle darzulegen, die aufzeigen, dass und wie Entzündungskrankheiten mithilfe der ayurvedischen Medizin geheilt werden können. Nachdem Sie dieses Buch bis hierher gelesen haben, haben Sie mittlerweile ein gutes Verständnis für die systematische Vorgehensweise und die zu beachtenden Aspekte. Weil Erkrankungen aus dem rheumatischen Formenkreis, entzündliche Erkrankungen des Magen-Darm-Trakts sowie Hauterkrankungen zu den häufigsten Entzündungserkrankungen zählen, die Menschen zu mir führen, habe ich je ein Beispiel ausgewählt. Der beschriebene Rheumapatient fand bereits auf Seite 18 Erwähnung.

7.1 Psoriasis

Ein 64-jähriger männlicher Patient kam mit chronischer Psoriasis und einer Krankengeschichte von über 33 Jahren zu mir. Er hatte schuppige, gerötete Haut mit starkem Juckreiz an Armen, Beinen, Rücken sowie am Kopf. Zudem hatte er die typischen Nagelveränderungen. Obwohl er immer stärkere Cortisoncremes auftrug, verstärkten sich seine Symptome.

Ich schlug ihm eine individuell auf ihn abgestimmte Ernährung und regelmäßige, wohl dosierte Bewegung vor, gab ihm Lifestyle-Empfehlungen und verordnete oral einzunehmende ayurvedische Präparate. Nach einem Monat waren seine Symptome deutlich reduziert und er setzte die ayurvedische Medikation fort.

Nach 3 Monaten hatte sich das Hautbild bereits fast normalisiert. Bei der nächsten Kontrolle nach weiteren 2 Monaten stellte er sich allerdings mit verschlechtertem Hautbefund vor, wenn der Ausschlag auch nicht ganz so ausgeprägt war wie zu Beginn der Behandlung.

Es stellte sich heraus, dass er die Medizin nicht konsequent eingenommen und auch die Ernährungshinweise nicht strikt befolgt hatte.

Natürlich darf man nicht erwarten, dass eine komplexe Autoimmunerkrankung wie die Schuppenflechte innerhalb von 3 Monaten ausheilt. Es bedarf Geduld und Disziplin. Doch leider werden viele Patienten nachlässig, sobald es ihnen besser geht. Das ist natürlich nicht besonders hilfreich. Mein Patient ist eigentlich ein typischer Fall. Nach dem Rückschlag hat er all meine Empfehlungen strikt eingehalten. Seine Haut hat es ihm gedankt.

Mittlerweile sind fünf Jahre vergangen und er ist nach wie vor fast symptomfrei. Bereits vor drei Jahren haben wir einige der ayurvedischen Medikamente reduziert und seit letztem Jahr nimmt er gar nichts mehr. Er verwendet lediglich ayurvedisch medizinierte Öle, um seine Haut geschmeidig zu halten. Dies ist nur ein Beispiel, das für all die Patienten und Patientinnen steht, die von einer ayurvedischen Behandlung ihrer Hautprobleme profitiert haben.

Vermutlich ist Ihnen aufgefallen, dass der Mann sich keiner Panchakarma-Kur unterziehen musste. Ich hatte ja mehrfach darauf hingewiesen, dass wir mit dem ersten Behandlungsblock (Ernährung, Aktivitäten, ayurvedische Medikamente) Entzündungskrankheiten gut behandeln können, auch wenn sie wie im geschilderten Fall schon stark chronifiziert waren.

7.2 Chronisch entzündliche Magen-Darm-Erkrankungen

Chronische gastrointestinale (Magen-Darm-)Erkrankungen nehmen deutlich zu. Erfahrungsgemäß nutzen viele Patienten naturheilkundliche oder andere komplementäre Heilmethoden, um die schulmedizinischen Therapien zu ergänzen. Es gibt viele gute und natürliche Behandlungsmethoden auch in der europäischen Kräutermedizin oder in der TCM.

Der Patient, dessen Fall ich gleich beschreiben werde, hatte bereits verschiedene traditionelle und alternative Methoden ausprobiert, bevor er mich 2023 aufsuchte. Ich war sozusagen seine letzte Rettung.

Er war damals 58 Jahre alt und litt zu dem Zeitpunkt schon 21 Jahre, also schon sehr lange, an Colitis ulcerosa, einer chronisch entzündlichen Darmerkrankung.

Er litt unter häufigem Durchfall, der mit brennenden Schmerzen im Darm, mit Blähungen und Krämpfen einherging.

Aufgrund dieser schweren Symptome entwickelte er eine zunehmende Unruhe und Nervosität sowie die Neigung zu übermäßigem Grübeln. Ein Stuhltest zeigte, dass seine Darmflora völlig aus dem Lot war. Zudem waren Entzündungsmarker deutlich erhöht.

Nach eingehender ayurvedischer Diagnose habe ich ihm eine individuelle Diät, spezielle Bewegungsratschläge, Lebensstilempfehlungen sowie orale Kräuterpräparate verordnet. 7 Tage nach Beginn der Behandlungen schrieb er mir, dass er 2–3 kg abgenommen hätte.

Ich konnte ihn beruhigen, denn es ist nicht ungewöhnlich, dass man im Rahmen einer Ernährungsumstellung Gewicht verliert.

Nach 5 Wochen berichtete er mir, dass sein Stuhl geformt sei, dass er keine Durchfälle und auch nicht weiter an Gewicht verloren habe. Sowohl die brennenden Schmerzen als auch die Krämpfe und Blähungen hätten deutlich abgenommen. Ganz nebenbei erwähnte er, dass er nicht mehr so müde und abgeschlagen sei, was er bei der Erstkonsultation gar nicht erwähnt hatte.

Nach insgesamt 6 Monaten Behandlung hatte sich der Befund, also Darmflora und Entzündungswerte, dramatisch verbessert und er war symptomfrei. Er konnte alle schulmedizinischen Medikamente absetzen und nahm nur noch ayurvedische Präparate. Der Patient hatte zugenommen und hielt sein Gewicht stabil.

Auch die ayurvedischen Medikamente konnten wir peu à peu reduzieren und seit Mitte 2024 braucht er überhaupt keine Medikamente mehr.

Ich empfahl ihm, trotz der deutlichen Besserung weiter auf seine Essgewohnheiten zu achten. Bei seiner letzten Konsultation vor einem Monat (wir sind jetzt im Jahr 2025) fühlte er sich so fit wie vor seiner Erkrankung. Er genießt sein Leben wie jeder andere gesunde Mensch. Die einzige Einschränkung, die er hat, sind gewisse Lebensmittel, die er meidet, weil seine Neigung zu Darmproblemen weiterhin fortbesteht. Aber das chronische Entzündungsgeschehen gehört der Vergangenheit an.

Dieser Fall schildert sehr anschaulich, welchen enormen Einfluss Ernährung und Lebensgewohnheiten auf die Entstehung und Chronifizierung von Krankheiten haben und dass es allemal der Mühe wert ist, geduldig und diszipliniert zu sein.

Aus meiner Erfahrung sind die beschriebenen Krankheiten ursprünglich im Magen-Darm-Trakt entstanden. Aber sie manifestieren sich in verschiedenen Bereichen des Körpers. In meiner jahrelangen Praxis durfte ich erkennen, dass viele Krankheiten, die wir in Deutschland mit konventioneller Medizin stationär behandeln, auch gut auf die ambulante Behandlung mit Ayurveda ansprechen.

Die beiden oben genannten Patienten sind gute Beispiele dafür.

Die Panchakarma-Kuren führen wir auch in unserer Klinik in Essen durch. Die stationär durchgeführten Behandlungen dauern in der Regel 2–3 Wochen und sind vor allem bei schwer chronifizierten Krankheiten wie schweren rheumatischen Erkrankungen, Muskel- und Gelenkerkrankungen, Magen-Darm-Erkrankungen, Hautkrankheiten, neurologischen Erkrankungen, Stoffwechselerkrankungen, psychischen sowie psychosomatischen Erkrankungen indiziert.

Gesund werden, gesund bleiben

Aus meiner Sicht sollte Ayurveda auch in Deutschland und Österreich als ernst zu nehmendes Medizinsystem betrachtet werden. Ayurveda kann sowohl die moderne Hochleistungsmedizin als auch die klassischen europäischen Heiltraditionen ergänzen und unterstützen. Mehr als die Hälfte aller traditionellen Heilsysteme haben ihren Ursprung in den östlichen Ländern der Erde und werden dort praktiziert. Die Anerkennung verschiedener Medizinsysteme aus unterschiedlichen Teilen der Welt wäre eine große Bereicherung für alle Menschen. Ich würde mir eine integrative Medizin wünschen, die das Beste aus allen Systemen vereinen würde, zum Wohle der Menschen.

Die ayurvedische Praxis ist eine Kunst, für die man den Körper und den Geist der Patienten so tiefgreifend wie möglich kennenlernen und verstehen muss. Dann wird auch die Behandlung erfolgreich sein. Natürlich hat jedes medizinische System seine Grenzen, auch die indische Medizin. Die gilt es zu erkennen und zu berücksichtigen, um jedem Patienten mit seinem individuellen Krankheitsbild das jeweils richtige Medizinsystem zu empfehlen.

Dieses Buch war ein bescheidener Versuch, Ihnen einen umfassenden Überblick über das wertvolle medizinische System des Ayurveda zu vermitteln. Ich betrachte es als Aufgabe eines jeden Menschen, der dieses Medizinsystem schätzt, es zu schützen und auf positive Weise zu fördern. Ich hoffe, dass ich meinem Anspruch mit diesem Buch gerecht werden konnte.

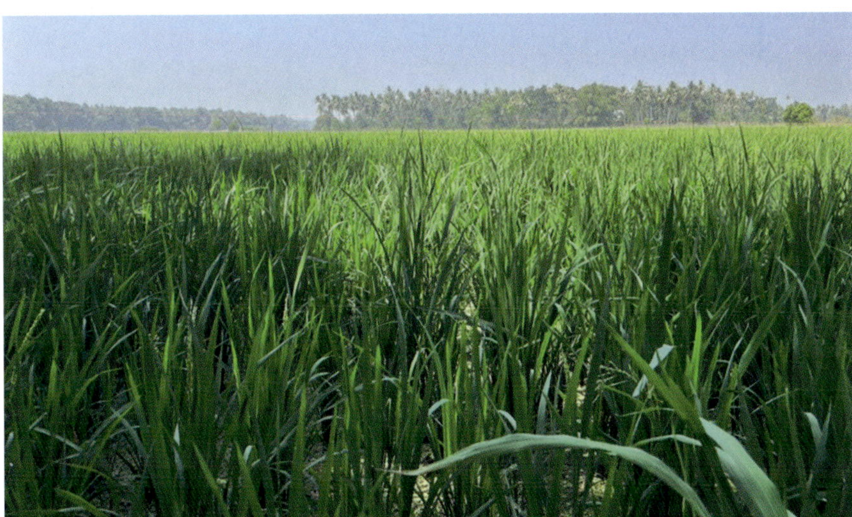

आयुर्वेद Berühmte Zitate aus dem Ayurveda

विनापि भेषजं व्याधिः पथ्यादेव निवर्तते ।

न तु पथ्यविहीनस्य भेषजानां शतैरपि ।।

Durch eine gesunde und bekömmliche Ernährungsweise kann eine Krankheit ganz ohne Medikamente geheilt werden. Gleichermaßen kann die Krankheit, an der ein Mensch leidet, auch durch hundert Arzneien nicht geheilt werden, wenn der Mensch sich nicht gesund ernährt.
Pathyapathyavinischaya 1/6

अघते विधिवद् भुक्तमत्ति भोक्तारमन्यथा ।

आयुष्यं स्वास्थ्यढं पूर्वमन्यथैवेतरत् स्मृतम् ।।

Richtig zubereitete Nahrung wird vom Mensch gegessen; falsch zubereitete Nahrung wird den Mensch auffressen. Ersteres wird dem Mensch ein langes Leben in guter Gesundheit bescheren, Letzteres wird ihn krank machen und sein Leben verkürzen.
Vaidyakiya Subhashita Sahityam 11/1

कालार्थकर्मणां योगो हीनमिथ्यातिमात्रकः ।

सम्यग्योगश्च विज्ञेयो रोगारोग्यैककारणम् ।।

Inadäquater, ungeeigneter und unmäßiger Umgang mit Jahreszeiten, Sinneseindrücken und Aktivitäten sind die Hauptursachen für Krankheiten, wohingegen der adäquate Kontakt oder der richtige Umgang die Hauptursachen für Gesundheit sind.
Ashtanga Hrudaya Sutrasthana 1/19

Nachwort des Autors

Sollte dieses Buch den Wunsch entfacht oder verstärkt haben, Ihre Entzündungserkrankungen mithilfe von Ayurveda behandeln zu lassen, möchte ich Ihnen ans Herz legen, die Qualifikation der jeweiligen Behandler vorab zu prüfen. Eine mögliche Auskunftsstelle wäre die Deutsche Ärztegesellschaft für Ayurveda-Medizin (DÄGAM, https://daegam.de/Fuer-Patienten/).

Ich wünsche Ihnen alles erdenklich Gute, Gesundheit und Wohlergehen.
Ihr Dr. Syal Kumar

एकं शास्त्रमधीयानो न विधाच्छास्त्रनिश्चयम् ।
तस्माद्बहुश्रुतः शास्त्रं विजानीयाच्चिकित्सकः ।।

Durch die Beherrschung eines Wissenschaftszweigs versteht man die Wissenschaft noch nicht; ein Arzt sollte sein Verständnis durch das Studium vieler Disziplinen erweitern.
Susrutha Samhitha Sutrasthana 4/7

Die Ayurveda-Tradition meiner Familie

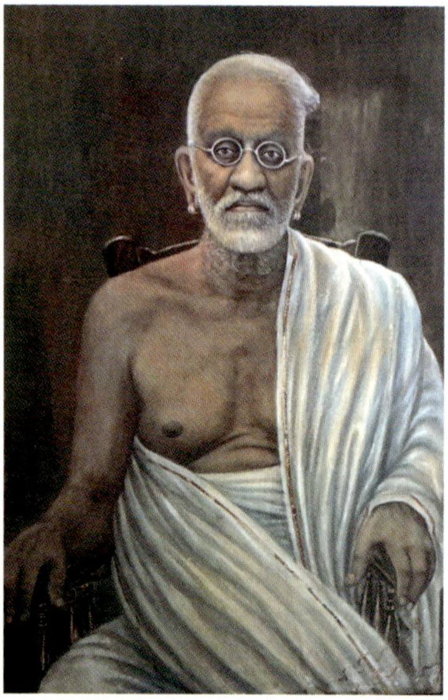

Kunjikoru Vaidyan (Urgroßvater)

Während meiner Kindheit war mir gar nicht bewusst, dass ich ständig ayurvedischen Einflüssen ausgesetzt war. Erst als ich zur Schule ging und später an der Universität realisierte ich, welches Privileg mir durch meine Familie zuteil wurde. Heute praktiziere ich in der fünften Generation als Ayurveda-Arzt.

Mein Vater, Jaya Kumar, leitete die Klinik, die ihm seine Vorfahren übergeben hatten. Den eigentlichen Grundstein für unsere Familientradition legte mein Urgroßvater Kunjikoru Vaidyan. Bereits im 19. Jahrhundert gründete er eine Klinik, die zu einem Klinikkomplex weiterentwickelt wurde, den schließlich mein Großvater Kumaran Vaidyan übernahm. Er war ein bekannter und viel gefragter Arzt. Obwohl Kumaran Vaidyan Patienten mit unterschiedlichsten Leiden behandelte, verlegte er sich zunehmend auf die Behandlung psychischer Erkrankungen.

Die Patienten wurden stationär in der Klinik versorgt. Ein eigens angestellter Koch versorgte sie nach allen Regeln der ayurvedischen Kochkunst. Obwohl mein Großvater ein engagierter Arzt war und viel Zeit auf die Betreuung der Patienten verwendete, bekleidete er ein öffentliches Amt. 1942 wurde er Mitglied in der gesetzgebenden Versammlung (MLC) des Staates Kerala. Es ist bemerkenswert, dass er trotz der hohen Arbeitsbelastung in der Klinik - die Patienten kamen aus ganz Kerala angereist, um von ihm behandelt zu werden - die Zeit fand, sich sozial und für die Weiterentwicklung der Region zu engagieren.

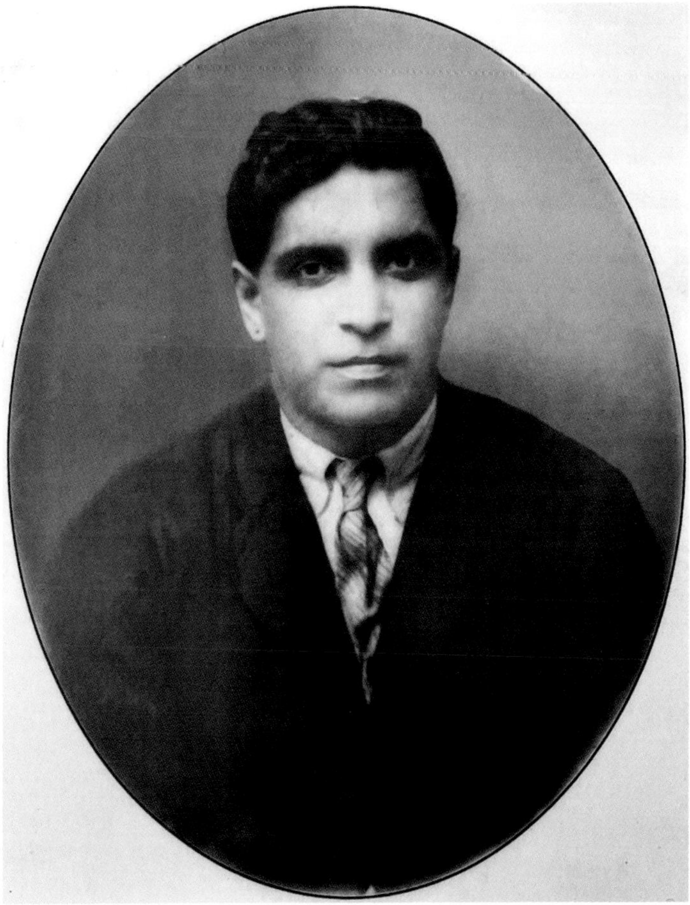

Kumaran Vaidyan (Großvater)

Aus Erzählungen weiß ich, dass angesehene Personen aus ganz Kerala ihn besuchten, um sozialpolitische und kulturelle Fragen zu diskutieren. Während seiner MLC-Amtszeit erreichte er viel für die Entwicklung seiner Heimatstadt Koonammavu. Selbst der bekannte Guru und Reformer Keralas, Shri Sreenarayana, suchte das Gespräch mit meinem Großvater. Aufgrund der außerordentlichen Verdienste Shri Sreenarayanas benannte mein Vater die von ihm neu errichtete Klinik später nach dem großen Lehrer.

Leider durfte ich ihm nie persönlich begegnen. Die Menschen sprachen nur in den höchsten Tönen von meinem Großvater ob seines segensreichen Wirkens und seiner ausgeprägten Freundlichkeit. Er muss ein großer Tierliebhaber gewesen sein. Zahllose Haustiere, einschließlich Pfauen und Rehe lebten in seinem parkähnlichen Garten.

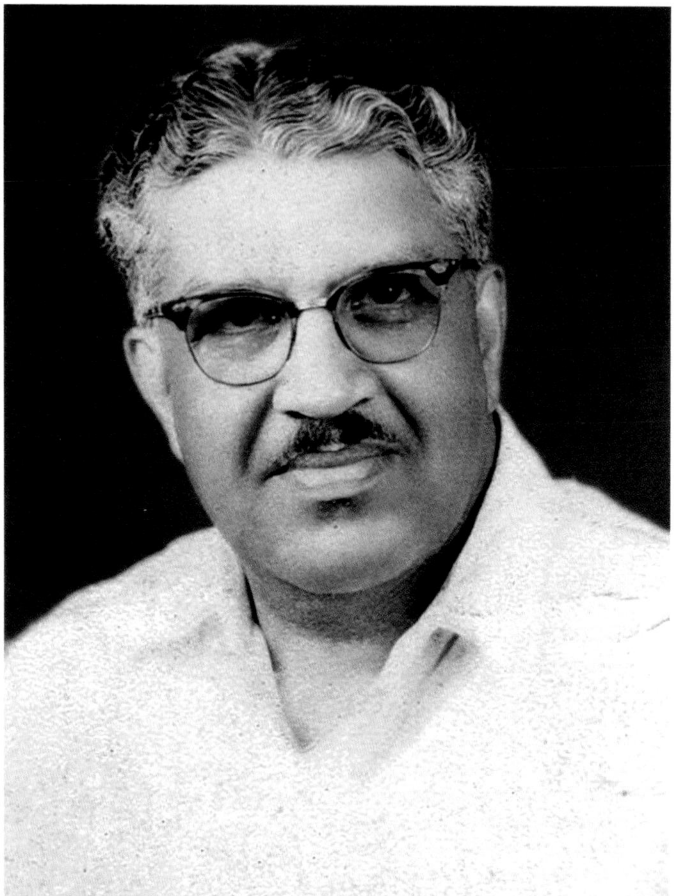

Dr. E. K. Madhavan (Bruder des Großvaters)

Der jüngere Bruder meines Großvaters Dr. E. K. Madhavan war Schulmediziner. Zusammen mit seiner Frau, Dr. Kausalya, arbeitete er in einer eigenen Klinik, die übrigens in den frühen 40er-Jahren des letzten Jahrhunderts das erste private Krankenhaus in seiner Heimatstadt Nord Paravur war. Er war nicht nur ein erfolgreicher Arzt, sondern auch ein erfolgreicher Politiker und Unterstützer sozialer sowie kultureller Projekte. 1948 wurde er zum Gesundheitsminister des Staates Kerala ernannt und war Mitglied in zahlreichen Organisationen und Verbänden. Während seiner Amtszeit verantwortete Dr. E. K. Madhavan viele grundlegende Reformen im Krankenhauswesen.

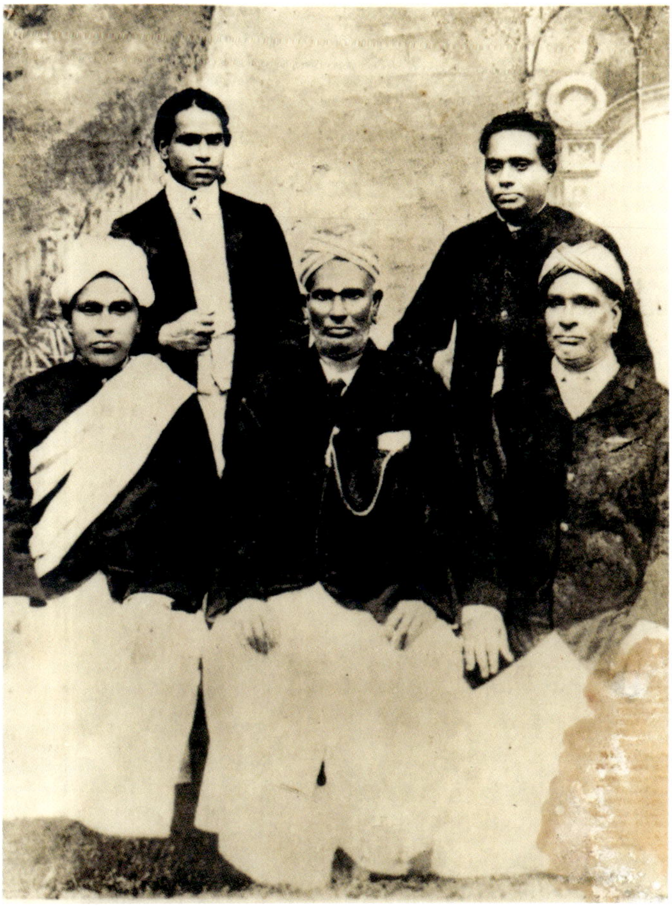

Dieses Bild zeigt die enge Verbundenheit von Dr. Palpu und Vaidya E. U. Krishnan

Auch der Vater meiner Großmutter Vaidya E. U. Krishnan war ein renommierter Ayurveda-Arzt. Und er war ebenfalls politisch aktiv und engagierte sich sowohl gesellschaftspolitisch als auch kulturell.

Er war ein enger Freund des in Kerala berühmten Dichters Shri Kumaran Asan. Dieser war ein weithin geachteter Dichter, Philosoph und sozialer Aktivist. Auch mit dem großen Sozialreformer Dr. Palpu pflegte Vaidya E. U. Krishnan regelmäßigen Umgang.

Nach dem Tod meines Großvaters trat mein Vater sein Erbe an. Er führte sowohl die Klinik als auch die sozialen Projekte im Sinne meines Großvaters fort. 1975 baute er das neue Krankenhaus, das ganz neue Behandlungsoptionen ermöglichte. In den Morgen- und Mittagsstunden kümmerte er sich um seine Patienten. Nach der täglichen Visite widmete er sich seinen Verpflichtungen in verschiedenen Organisationen und nahm an diversen Konferenzen teil. Das Krankenhaus befand sich in unmittelbarer Nähe zu unserem Wohnhaus. Die Patienten kamen aus ganz Indien. Mein Vater legte großen Wert auf die Qualität der ayurvedischen Kräuter und baute viele davon in seinem eigenen Kräutergarten an. Ich wuchs zwischen all diesen Heilmitteln, Therapeuten und natürlich den Patienten auf, denen ich fast täglich begegnete. Man könnte sagen, dass Ayurveda Teil meines Entwicklungs- und Reifeprozesses war und mich in meiner Weltsicht und meinem tiefen Verständnis von Krankheit und Heilung geprägt hat. Ayurveda ist auf fast magische Weise ein Teil von mir geworden. Mein Vater hatte einen ganz entscheidenden Anteil an meiner Neigung und Liebe zu diesem Medizinsystem. Wie sehr er mich auf meinem Weg unterstützt hat, wurde mir während meines Studiums und dann noch einmal beim Verfassen meiner Doktorarbeit klar.

Abgesehen von meinem Vater praktizierte auch mein Onkel als Ayurveda-Arzt in seiner eigenen Praxis. Mein Bruder Dr. Shyam Kumar ist als Unfallchirurg und Orthopäde in England tätig und arbeitet ebenfalls mit seiner Ehefrau Dr. Sangeetha Kumar, die Fachärztin für Radiologie ist, zusammen. Einer ihrer Söhne studiert ebenfalls Medizin. Viele meiner Cousins und Cousinen sowie einige Onkel sind Schulmediziner unterschiedlicher Fachrichtungen. Bei unseren Familientreffen geht es manchmal zu wie auf einem Ärztekongress. All diese Beziehungen, Begegnungen und Erfahrungen haben letztlich meinen Weg geprägt. Ich konnte gar nichts anderes werden als Ayurveda-Arzt. Das ist scheinbar meine Bestimmung, und ich bin dankbar, einen so tollen Beruf ausüben zu dürfen.

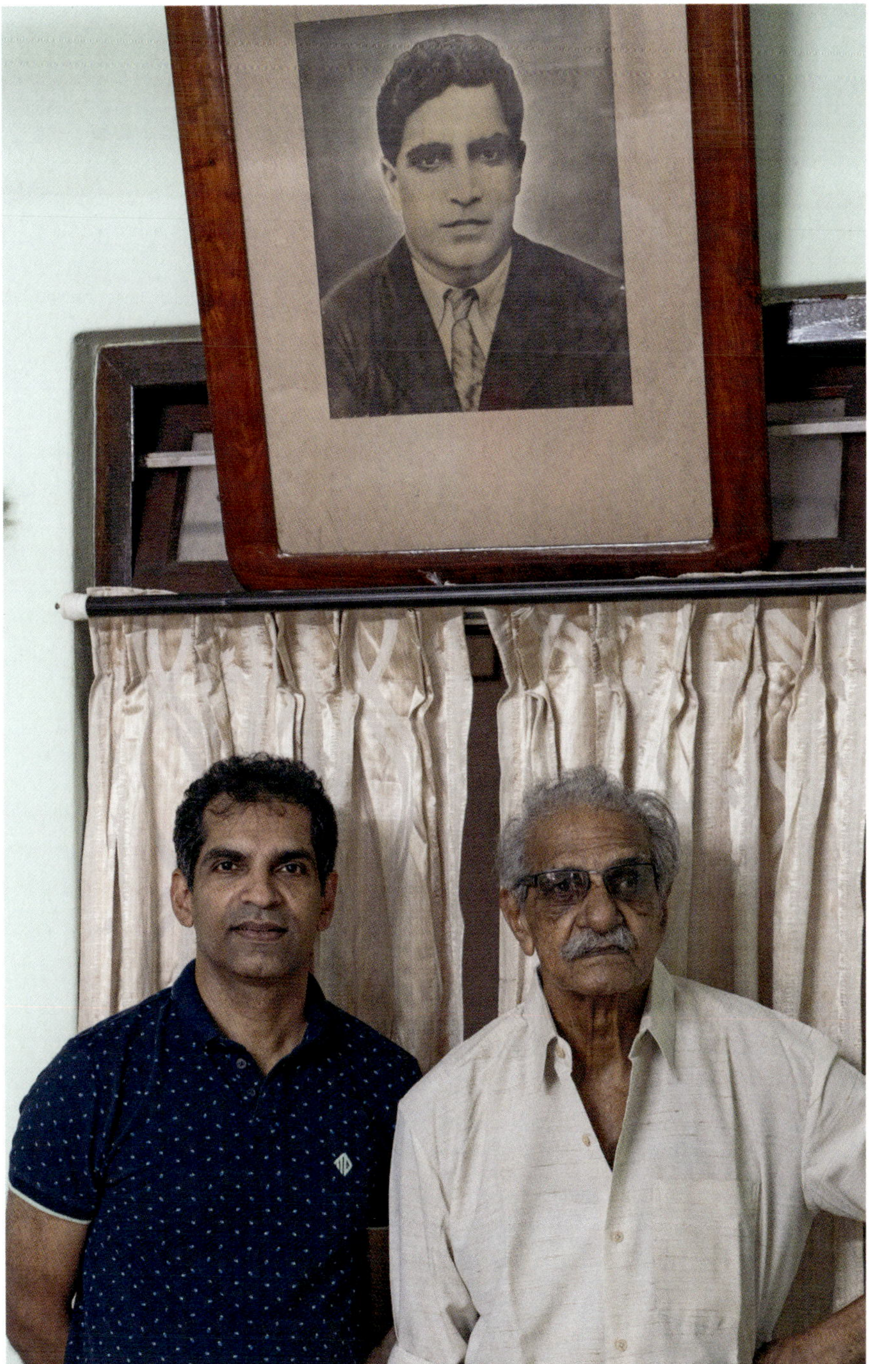

Mein Vater und ich unter dem Bild von meinem Großvater

Die Ausbildung im Ayurveda: umfangreich, vielseitig, intensiv

1959 wurde ein Diplomstudiengang in Ayurveda-Medizin (DAM) eingeführt, 1971 folgte der Studiengang „Bachelor in Ayurveda-Medizin" (B.A.M.) an der Kerala Universität. Seit 1979 besteht der derzeitige Studiengang „Bachelor of Ayurveda Medicine & Surgery" (BAMS) mit einer Dauer von fünfeinhalb Jahren. Seit 1972 existiert außerdem die Postgraduierten-Ausbildung MD in Ayurveda für drei Jahre in unterschiedlichen Fachrichtungen mit einem Forschungsprojekt und anschließender Promotion.

Die Ausbildung ist umfangreich, vielseitig und intensiv. Die Kurse finden in eigenen Ayurveda-Universitäten statt, wo die Studenten nach ayurvedischen und schulmedizinischen Theorien sowie parallel in klinischen Fächern ausgebildet werden. Einzigartig sind die Fächer Pharmakologie und Phytotherapie, da 95 % der ayurvedischen Medizin auf Heilpflanzen basiert. Das letzte Jahr des BAMS-Studiums besteht aus einem einjährigen Praktikum in verschiedenen Abteilungen. Danach ist eine Registrierung beim Gesundheitsamt für eine eigene Praxis erforderlich. Während des dreijährigen MD-Kurses werden nach dem ersten Jahr Forschungsaktivitäten aufgenommen. Während des dritten Jahres wird eine Dissertation über die Forschungsarbeit eingereicht, um den Doktorgrad zu erlangen. Der PhD in Ayurveda ist ein strukturiertes Programm mit einer Dauer von 3 bis 5 Jahren, das sich mit dem Studium der Traditionellen Indischen Medizin, ihrer Anwendungen, Wirkungen etc. befasst. An verschiedenen Orten Indiens finden regelmäßig Seminare und Kongresse für Studenten und Praktizierende statt.

Ayurvedische Behandlungen basieren auf dokumentierten Skripten, die von antiken Praktizierenden gemäß ihren praktischen Erkenntnissen entwickelt wurden. Berühmte Vorbilder wie Charaka, Susrutha und Vagbhata verfassten detaillierte Arbeiten über ihre Praxis und dokumentierten detailliert Diagnosemethoden und Behandlungen. Des Weiteren existieren ausführliche Erklärungen zur Phytotherapie mit detaillierten Beschreibungen, nach welchen Indikationen und wie Heilpflanzen kombiniert werden sollten. Diese Werke dienen noch heute als Leitfaden für Ayurveda-Praktizierende. Die meisten dieser Werke sind in Sanskrit verfasst. Einige dieser Bücher wurden jedoch auch in regionale Sprachen übersetzt und veröffentlicht.

Lange Zeit stand für Ärzte und Praktizierende die Patientenversorgung im Vordergrund. Seit einigen Jahren wird an verschiedenen Universitäten und Institutionen geforscht, um mehr Arzneimittel und Diagnosemethoden mit modernen Technologien zu entwickeln. Zudem gibt es eine Vielzahl von Arzneimittel- und klinischen Forschungen mit ayurvedischen Heilpflanzen. In rein ayurvedischen Krankenhäusern werden vor allem chronisch kranke Menschen stationär sowie ambulant behandelt. Es existieren sowohl private als auch staatliche Krankenhäuser mit bis zu 200 bis 500 Betten. In den staatlichen Krankenhäusern werden Menschen mit niedrigem Einkommen kostenlos behandelt. Die Dauer der stationären Behandlungen variiert je nach Chronizität der Erkrankung zwischen 2 bis 4 Wochen. Im Jahr 2014 hat die aktuelle Regierung ein exklusives Ministerium für Ayurveda namens AYUSH eingerichtet. Dies war ein bedeutender Meilenstein in der Ayurveda-Geschichte Indiens, der dazu beigetragen hat, Forschungsaktivitäten sowie internationale Kooperationen zu fördern. 2022 wurde in Indien das Globale Zentrum für Traditionelle Medizin von der Weltgesundheitsorganisation (WHO) errichtet, um die traditionelle Medizin als Behandlungssystem für verschiedene Krankheiten zu fördern. Dies war eine der wichtigsten Errungenschaften von AYUSH.

https://www.who.int/initiatives/who-global-centre-for-traditional-medicine

Marma-Massagen sind nichts Ayurvedisches

Auch wenn es nicht zum gerade behandelten Komplex der Reinigungsbehandlungen gehört, möchte ich Sie noch auf eine weitere Erfindung hinweisen, die gerade hoch im Kurs steht. Die Rede ist von der sogenannten *Marma*-Massage.

Marma bedeutet aus dem Sanskrit übersetzt „vitale Punkte". In Indien wird der Begriff Marma in vielen traditionellen Systemen verwendet. Im Kalari, einer Art traditioneller Kampfkunst aus Kerala, spielen *Marma*-Punkte eine wichtige Rolle. Diese Punkte dienen dazu, den Gegner zu verletzen oder sogar zu töten. Im traditionellen tamilischen Heilsystem *Siddha* wird ebenfalls der Begriff *Marma* verwendet. Dort werden diese Punkte genutzt, um bestimmte Beschwerden zu manipulieren und zu heilen. Man kann sie vielleicht mit den Meridianpunkten in der chinesischen Medizin vergleichen. Im Ayurveda haben wir allerdings ein anderes Verständnis dieser Punkte.

Sushruta war einer der frühesten ayurvedischen Ärzte und Experte für ayurvedische Anatomie und Chirurgie. Er verfasste die „Sushruta Samhita", jenes Buch, das bis heute im Lehrplan der Ayurveda-Universitäten für das Studium der Anatomie und Chirurgie verwendet wird.

Sushruta beschrieb als Erster die 107 *Marma*-Punkte im menschlichen Körper. Ihm zufolge befinden sich diese Punkte an jenen anatomischen Stellen, an denen Muskeln, Venen, Bänder, Knochen und Gelenke aufeinandertreffen. Als Chirurg wies er darauf hin, dass diese Punkte während einer Operation nicht verletzt werden dürfen, da andernfalls irreversible Verletzungen drohen.

Zu Lebzeiten Sushrutas gab es ständig kriegerische Auseinandersetzungen zwischen den verschiedenen Königreichen Indiens. Entsprechend hoch war die Zahl der Verletzungen. Verletzungen der *Marma*-Punkte galten als alarmierend. In seinem Buch beschreibt Sushruta die Bedeutung eines jeden Punktes sowie dessen Behandlung.

Konzept sowie Position der *Marma*-Punkte werden je nach kulturellem Bezug unterschiedlich betrachtet. Aus ayurvedischer Sicht spielen diese Punkte keine Rolle im Rahmen von Behandlungen. Sie beschreiben vielmehr, wo Manipulationen oder Verletzungen um jeden Preis vermieden werden sollen. Wer auch immer sich das ausgedacht hat: Im Ayurvedas existiert keine *Marma*-Massage!

Referenzen

[1] Hirsch HA et al, "A transcriptional signature and common gene networks link cancer with lipid metabolism and diverse human diseases", Cancer Cell, vol. 17, no. 4, pp. 348-361, 2010
[2] Chen Y et al, "Variations in DNA elucidate molecular networks that cause disease", Nature, vol. 452, no. 7186, pp. 429-435, 2008
[3] Mantovani A et al, "Cancerrelated inflammation", Nature, vol. 454, no. 7203, pp. 436-444, 2008
[4] Hanahan D et al, "Hallmarks of cancer: the next generation", Cell, vol. 144, no. 5, pp. 646-674, 2011
[5] Braun S et al, "The Link between the metabolic syndrome and cancer", International Journal of Biological Sciences, vol. 7, pp. 1003-1015, 2011
[6] Harvey AE et al, "The growing challenge of obesity and cancer: an inflammatory issue", Annals of the New York Academy of Sciences, vol. 1229, no. 1, pp. 45-52, 2011
[7] Galland L, "Diet and inflammation", Nutrition in Clinical Practice, vol. 25, no. 6, pp. 634-640, 2010
[8] Kalogeropoulos N et al., "Unsaturated fatty acids are inversely associated and n-6/n-3 ratios are positively related to inflammation and coagulation markers in plasma of apparently healthy adults", Clinica Chimica Acta, vol. 411, no. 7-8, pp. 584-591, 2010
[9] Shacter E et al, "Chronic inflammation and cancer", Oncology, vol. 16, no. 2, pp. 217-226, 2002
[8] Furst et al, Journal of clinical Rheumatology, Volume 17, Number 4, June 2011
[9] Furst et al, Ann Rheum Dis, Vol 70 No2, February 2011
[10] Saper RB et al, "Heavy Metal Content of Ayurvedic Herbal Medicine Products", JAMA, vol. 292, no. 23, 2004
Die Ergebnisse der Studie wurden übrigens 2011 u. a. im Journal of clinical Rheumatology [11] und in Annals of Rheumatic diseases [12] veröffentlicht.

Stichwortregister

Rezepte alphabetisch

Liebe Leserin, lieber Leser!

Hat Sie dieses Buch inspiriert? Haben Sie einen umfassenden Überblick bekommen? Und vielleicht haben Sie ein neues Lieblingsrezept?

Schreiben Sie uns doch gerne auf Instagram oder Facebook und erzählen Sie Ihrem Freundeskreis und Ihrer Buchhändlerin davon. Natürlich freuen wir uns auch, wenn Sie beim Onlinekauf eine nette Bewertung hinterlassen.

Wollen Sie noch mehr erfahren? Oder mit den Autoren in Kontakt treten? Dann schreiben Sie uns gerne unter: **post@styriabooks.at**

Inspiration, Geschenkideen und gute Geschichten finden Sie auf **www.styriabooks.at**

STYRIA
BUCHVERLAGE

in der Verlagsgruppe
Styria GmbH & Co KG
Lobkowitzplatz 1, 1010 Wien, Austria
E-Mail: office@styriabooks.at

ISBN 978-3-7088-0877-2

7 6 5 4 3 2 1
Druck und Bindung: Florjancic
Printed in the EU

Lektorat Einleitung:
Antje Maly-Samiralow
Lektorat Rezepte: Eva Neisser
Korrektorat: Dorrit Korger
Covergestaltung: Simone Jauk
Layoutgestaltung und Satz:
Roman Bold & Black
Projektleitung: Eva Neisser und
Ilka Grunenberg

Wichtiger Hinweis

Dieses Buch kann nicht die ärztliche Betreuung ersetzen. Suchen Sie bei unklaren oder heftigen sowie länger andauernden Beschwerden unbedingt einen Arzt/eine Ärztin auf. Alle Inhalte und Hinweise in diesem Buch wurden von den Autoren nach bestem Wissen und größtmöglicher Sorgfalt erstellt und geprüft. Eine Garantie für die Richtigkeit der Angaben kann nicht gegeben werden. Eine Haftung der Autoren bzw. des Verlags und seiner Beauftragten für Personen-, Sach- und Vermögensschäden sowie Unfälle ist ausgeschlossen.